José Miguel Sánchez Muro

Estudio nutricional de una población infantil inmigrante

José Miguel Sánchez Muro

Estudio nutricional de una población infantil inmigrante

Comparación de los resultados obtenidos en menores de las distintas etnias de Salt (Girona)

PUBLICIA

Impressum / Aviso legal
Bibliografische Information der Deutschen Nationalbibliothek: Die Deutsche Nationalbibliothek verzeichnet diese Publikation in der Deutschen Nationalbibliografie; detaillierte bibliografische Daten sind im Internet über http://dnb.d-nb.de abrufbar.

Información bibliográfica de la Deutsche Nationalbibliothek: La Deutsche Nationalbibliothek clasifica esta publicación en la Deutsche Nationalbibliografie; los datos bibliográficos detallados están disponibles en internet en http://dnb.d-nb.de.

Coverbild / Imagen de portada: www.ingimage.com

Verlag / Editorial:
PUBLICIA
ist ein Imprint der / es una marca de
ICS Morebooks! Marketing SRL
4, Industriala street, 3100 Balti, Republic of Moldova
Email / Correo Electrónico: info@omniscriptum.com

Herstellung: siehe letzte Seite /
Publicado en: consulte la última página
ISBN: 978-3-8416-8456-1

Zugl. / Aprobado por: Barcelona, Universitat Autònoma de Barcelona, Tesis Doctoral 2013

AGRADECIMIENTOS

Al **Dr. Diego Yeste Fernández**, por aceptar la dirección de la tesis que la ha seguido desde el principio con precisión para corregir errores, detallar, perfilar como debería ser la estructura final y ofrecer con su experiencia diferentes caminos para completar el estudio. Difícil e indispensable su trabajo. Gracias.

Al **Profesor Antonio Carrascosa Lezcano**, porque ha abierto camino a todos los pediatras que sienten la inquietud de seguir una formación en Endocrinología y Nutrición y porque un día me propuso realizar la tesis con plena confianza en que podría terminarla.

A la **Dra. Laura Audí Parera**, porque de ella partió la idea de realizar un estudio sobre el déficit de vitamina D en la población inmigrante, me propuso recoger los datos, el tema para la tesis y porque en mis horas bajas cuando pensaba en abandonar, siempre decía: "No es pot deixar, això mai...s'ha de continuar".

A la **Dra. Mónica Fernández Cancio**, por saber resumir en gráficas los datos que yo le proporcionaba, siempre con eficacia y sencillez. Siempre con suma paciencia y afecto.

A la **Sra. Carmen Arnau Arnau**, enfermera del ABS de Salt-Girona por iniciar el módulo de extracción para lactantes, fundamental en la recogida de las muestras necesarias del estudio y enseñar al personal de enfermería.

A la **Sra. Amelia Marín Muñoz** por iniciar el módulo de extracción, aprender y enseñar, preparar, clasificar y ayudarme en el proceso de las muestras.

DEDICATORIAS

A las **Hermanas de la Caridad de Santa Ana, Juana Garrido, Charo González, Isabel Herrera y Ana Rodríguez** que me enseñaron en Ghana lo que era su trabajo en condiciones de extrema dureza y la lucha contra una desnutrición que únicamente había visto en libros de medicina.

De manera muy especial a mí **hermano** Santiago que un día se marchó -¡Dios sabrá! - por haber ejercido de hermano mayor cuando yo era un niño y haber dejado en mi retina la imagen de su esfuerzo estudiando de madrugada, abrigado y con guantes de lana, en busca del silencio que no encontraba en nuestra pequeña y abarrotada casa.

A mi familia, imprescindible en mi vida:

Amelia, mucho más que mi compañera desde hace muchos años, por escucharme, estar conmigo y formar parte de mí y yo de ella en todos los momentos.

Guillem Sánchez Marín, Cristina Sánchez Marín, Anna Busquets Gil y Jaume Iglesias Freixas por sus consejos, ayuda, paciencia y cariño.

Ellos son la parte más importante que he dejado de lado el tiempo que ha durado este trabajo. A ellos mis disculpas por la etapa que he estado sin estar y mi gratitud por sus continuos cuidados.

"Hoy es siempre todavía"

Antonio Machado

"Nunca olvidé mi niñez,
dejé la puerta entreabierta
para volver otra vez"

ÍNDICE

ÍNDICE DE TABLAS

ÍNDICE DE FIGURAS

1 INTRODUCCIÓN

1.1 NUTRICIÓN Y CRECIMIENTO

El ser humano integra una serie de órganos y tejidos en formación y variación constante desde el nacimiento hasta alcanzar la talla adulta. Pero cada órgano y tejido, cada segmento corporal crece y se desarrolla con su propia secuencia, es decir, a distinto tiempo, con distinta duración y a diferente velocidad, alcanzando el tamaño adulto a distintas edades y en diferentes momentos madurativos.[1]

En la etapa de crecimiento que comprende los tres primeros años de la vida postnatal, el aporte nutricional es fundamental para regular la síntesis de factores de crecimiento durante los primeros seis meses de vida. Se trata de un periodo de crecimiento rápido, pero que se va desacelerando desde el nacimiento. Durante este período se producen cambios importantes en sus sistemas de regulación. La hormona de crecimiento actúa regulando la síntesis de factores locales de crecimiento, el IGF-I y sus proteínas de transporte, la IGFBP3 fundamentalmente. Las hormonas tiroideas regulan el crecimiento durante toda la infancia y adolescencia. Son hormonas claves en la síntesis de varios sistemas enzimáticos relacionados con la regulación del metabolismo energético, con la regulación hipotalámica de la síntesis de hormona de crecimiento, con la síntesis hepática de IGF-I y con la mineralización del cartílago y del hueso. Algo similar ocurre con la vitamina D.[1,2]

Diversos factores controlan los diferentes periodos del crecimiento, entre ellos factores **genéticos**, que hacen que cada niño, desde los primeros meses de vida, tenga la tendencia a situarse en un canal de crecimiento por el que se mantiene hasta la edad adulta.

Factores **nutricionales**, que aportan la energía y los nutrientes necesarios para la multiplicación y diferenciación celular, y a través de este hecho regulan la expresión de genes de enzimas implicadas en el metabolismo intermediario y de genes de hormonas y factores de crecimiento (GH, IGF-I, gonadotrofinas, esteroides gonadales e insulina). Las necesidades energéticas varían en relación con el ritmo de crecimiento. Se ha estimado que las necesidades energéticas necesarias para un crecimiento normal pueden representar entre un 25-30% del total de las calorías ingeridas, durante los tres primeros años de la vida, y un 15% en edades posteriores. Estos datos muestran la importancia que tiene un aporte nutricional adecuado y sugieren que aportes energéticos deficientes pueden ser el origen de retrasos de crecimiento de intensidad variable.

Factores **homeostáticos** que facilitan la llegada de nutrientes a las células y la eliminación de los productos de desecho del metabolismo celular. La integridad de las funciones hepática, hematopoyética, cardíaca, circulatoria, respiratoria y renal son fundamentales para mantener la homeostasis celular. La insuficiencia de estas funciones no sólo implica alteraciones en la homeostasis celular, sino que también conlleva trastornos en la secreción hormonal (GH, hormonas tiroideas, gonadotrofinas, esteroides gonadales), trastornos en la síntesis de factores de crecimiento (IGF-I y proteínas de transporte), anomalías en los mecanismos de acción hormonal periférica (receptor y postreceptor), y grados mayores o menores de malnutrición.

Factores **hormonales** como la hormona de crecimiento, las hormonas tiroideas, la vitamina D y la parathormona ejercen sus acciones durante toda la infancia y adolescencia. Los **esteroides gonadales** manifiestan sus efectos durante los primeros meses de vida posnatal y durante el desarrollo puberal. La **hormona de crecimiento** es uno de los agentes más importantes de la regulación del crecimiento postnatal humano. En sus células diana ejerce efectos estimuladores del metabolismo y de la multiplicación celular. Induce también la síntesis local de IGF-I y de su proteína de transporte IGFBP3. La síntesis de GH está regulada por hormonas tiroideas, glucocorticoides, factor hipotalámico liberador de GH (GHRF), somatostatina, ghrelina, esteroides gonadales y por el estado nutricional.

Las **hormonas tiroideas** regulan el crecimiento por varios mecanismos. Regulan la síntesis hipofisaria de GH y facilitan el proceso de mineralización del cartílago de crecimiento. Son sintetizadas por la glándula tiroides y circulan en plasma en dos formas diferentes, tiroxina (T4) y triyodotironina (T3), esta útima es la forma biológicamente más activa, para la que los receptores presentan mayor afinidad.

Los metabolitos de **la vitamina D** constituyen un conjunto de hormonas, siendo la forma 1,25 $(OH)_2$ D el metabolito activo. Promueve el crecimiento favoreciendo la absorción intestinal de calcio y fósforo. Proporciona los nutrientes necesarios para la mineralización del cartílago de crecimiento, para el crecimiento longitudinal del tejido óseo y para la actividad de remodelado óseo. Además, en el frente de mineralización y en el hueso ejerce acciones directas sobre los condrocitos y los osteoblastos. En el cartílago de crecimiento estimula la mineralización del frente de calcificación y en el hueso estimula la actividad de los osteoblastos. [2,3,4]

Los **factores tisulares de crecimiento** son péptidos que tienen la propiedad de regular tanto la multiplicación como la diferenciación celular. Se conocen numerosos factores de crecimiento y entre todos ellos nos referiremos al IGF-I por ser un agente muy importante en la regulación del metabolismo del cartílago de crecimiento y del hueso, y por estar su expresión génica regulada por el estado nutricional.

El IGF-I es un factor de crecimiento sintetizado por múltiples células del organismo.
Los datos disponibles muestran que su síntesis está regulada por el aporte nutricional energético y proteico, y a partir del primer año de vida de una forma clara por la hormona de crecimiento. El IGF-I ha sido propuesto como mediador de los efectos de la hormona de crecimiento para promover el crecimiento en longitud del organismo. Además, en otros tejidos como gónadas, suprarrenales y hueso sus hormonas tróficas específicas (gonadotrofinas, ACTH, PTH y vitamina D respectivamente) también estimulan su síntesis. Los niveles plasmáticos disminuyen tras el ayuno agudo y de una forma crónica en la malnutrición, y se recuperan tras la interrupción del ayuno o tras la recuperación nutricional. [1,2,3,4]

El objetivo de esta tesis doctoral está dirigido a evaluar el estado nutricional de una población infantil procedente de la inmigración de países en vías de desarrollo y compararla con la población autóctona de la misma edad, mediante el análisis de parámetros antropométricos y bioquímicos, haciendo especial énfasis en el estudio de la prevalencia del déficit de vitamina D y de ferropenia en estas poblaciones. [5]

Según algunos estudios los niños provenientes del llamado tercer mundo son más propensos a adquirir enfermedades por carencias de aporte energético, tales como el raquitismo, la osteomalacia y la anemia por deficiencia de hierro, comparándolos con el resto de la población infantil de los países receptores. [6]

Sus orígenes y su pasado ligados a las capas sociales menos afortunadas los definen como un grupo de riesgo para la salud. Existen diferentes patologías pediátricas que se ven incrementadas por las deficiencias socio-económicas e higiénico-sanitarias. [7]

El estado de nutrición en pediatría nos indica el estado de salud y nos alerta sobre posibles enfermedades. La valoración del peso, talla y el índice de la masa corporal se ha demostrado como un método rápido y eficaz de diagnóstico. [8] La primera infancia es una edad de riesgo que precisa unos cuidados básicos de salud. La alimentación es el más importante debido a la gran demanda energética necesaria en este periodo del crecimiento. Durante esta fase de la vida el encéfalo crece con gran rapidez y también lo hace la complejidad de las conexiones interneuronales todo lo cual se ve alterado negativamente por déficits nutricionales.[9] Es una etapa en que los depósitos energéticos de grasa, proteínas e hidratos de carbono son bajos o muy limitados. Por ello es importante vigilar la nutrición, ya que los problemas derivados de esta situación no anuncian su presencia, deben ser sospechados y estudiados. [10] Un ochenta por ciento del pico de la masa ósea se debe lograr desde el nacimiento hasta la adolescencia. Una ingesta adecuada de calcio es esencial, y es aconsejable que el 60% de la cantidad recomendada del mismo proceda de una dieta variada y rica en productos lácteos. [11]

Diversos trabajos han demostrado en el curso de los últimos años que el raquitismo y la anemia ferropénica siguen presentando una alta prevalencia en las poblaciones pediátricas de Oriente Medio, África[11,12] y en los inmigrantes recién llegados a Europa.[(13-28)] Entre estas investigaciones cabe destacar un estudio multicéntrico realizado en Cataluña en los Centros de Atención Primaria (CAP) y hospitales comarcales con servicio de pediatría que demostraron en los últimos diez años un incremento muy significativo en la incidencia de raquitismo por deficiencia de vitamina D.[22] Se puso de manifiesto la necesidad no solamente de realizar un diagnóstico precoz y de instaurar las terapias adecuadas, sino también de profundizar en las causas de la elevada incidencia de déficits nutricionales en estas poblaciones e intentar aplicar medidas de prevención.

La **deficiencia de vitamina D**, que parece paradójica en regiones del planeta situadas en latitudes que reciben niveles elevados de radiación solar, puede ser debida a múltiples y complejas razones como falta total de profilaxis, color de la piel, costumbres sociales que limitan excesivamente la exposición de la piel a la luz solar o condicionantes genéticos que podrían aumentar la predisposición a estas carencias. Un estudio realizado por la Sociedad Europea de Endocrinología Pediátrica (ESPE) sobre las características de los niños con raquitismo en Turquía y Egipto ha demostrado que algunos genotipos del receptor de la vitamina D (VDR) predisponen al raquitismo y se asocian a niveles más disminuidos de 25(OH) D. [29]

El **déficit de hierro** es otra de las alteraciones nutricionales con mayor prevalencia a nivel mundial con cifras que oscilan entre el 11 y 56%.[30] En España la anemia nutricional ha sido objeto de estudio en las diferentes comunidades autonómicas. [(31 – 36)] Uno de los estudios realizados sobre el estado de nutrición de los niños españoles publicado por Arija y cols[37] muestra que desde los 6 meses a los 3 años de edad existe una prevalencia ponderada de ferritina sérica baja del 18,7%, ferropenia del 15% y anemia ferropénica del 5,7%.

1.2 CONCEPTO DE DESNUTRICIÓN

La malnutrición es un trastorno multisistémico, en el que se afecta el peso, la talla, la inmunidad, la capacidad y el desarrollo intelectual que empeora el pronóstico final de las enfermedades y puede aumentar tanto la morbilidad como la mortalidad.[9]
La Organización Mundial de la Salud, OMS, define la malnutrición como el desequilibrio entre el aporte de nutrientes y energía y los requerimientos corporales para vivir, crecer y realizar funciones específicas.[10, 38]
Se debe diferenciar entre ***"malnutrición calórica proteica"*** -propio de países en vías de desarrollo- ***y "subnutrición",*** un concepto, este último, que reviste menor gravedad a nivel de carencias cuantitativas y es más frecuente en nuestro medio. Es más conocido como ***"estancamiento ponderal"*** y es uno de los objetivos de nuestro trabajo de investigación.
La valoración del estado nutricional es importante evaluarla con métodos sencillos para aplicarlos con facilidad a toda la población infantil. El peso nos proporciona información referida a percentiles según la edad del niño. Si se incorpora la talla se obtiene una visión adecuada y completa del estado de nutrición mediante diferentes fórmulas. La más utilizada de éstas es el índice de Quetelet o IMC (Peso en Kg/ Talla en m^2), con valores referidos a cifras medias de edad y género.[39] Se puede detectar una situación de normalidad o un estado de malnutrición entendiendo este término como una alteración tanto por exceso, obesidad, como por defecto, desnutrición o subnutrición.[40]

La desnutrición es hoy la causa más común de retraso de crecimiento en el mundo.
Actualmente existen en nuestro medio dos fenómenos nuevos en biología, la epidemia de obesidad y la restricción voluntaria de alimentos. La anorexia nerviosa, el miedo a engordar, o al colesterol, posiblemente van a causar en el futuro problemas relacionados con el patrón normal del crecimiento.
Factores como el estado socioeconómico, la educación familiar, el número de hijos, las características de la vivienda o el hacinamiento influyen sobre el desarrollo. Cuanto más negativa sea esta situación, peor será la influencia sobre el mismo. Los niños que

nacen con un peso y una longitud inadecuadas, si además viven en un entorno postnatal adverso, tienen un riesgo elevado de seguir un patrón de crecimiento con caídas sucesivas de la velocidad de crecimiento en las edades consideradas de mayor riesgo que van desde el final del primer semestre de la vida hasta los 24-36 meses.

Además de la malnutrición, cualquier enfermedad y en especial las patologías crónicas, interfieren en el normal crecimiento y desarrollo. El grado de afectación es dependiente de la edad de inicio, la duración y la gravedad.

Las consecuencias de una malnutrición dependen: del tipo de restricción energética, la edad a la que se produce y su duración, el estado nutricional previo y la existencia o no de infecciones de repetición o crónicas. Todo ello provoca una elevación del cortisol, disminución de la insulinemia, cierta resistencia periférica a la misma, elevación de la GH con respuesta escasa delGF-Iy aumento de producción de aldosterona.[1]

El entorno familiar difícil y los malos tratos provocan una menor secreción de GH, secundaria a una seria deprivación emocional reversible cuando se produce una modificación favorable. [41]

La malnutrición afecta prácticamente a todos los órganos y sistemas especialmente en edades tempranas de la vida, con la presencia de anemias por la carencia de ingesta en alimentos ricos en hierro y déficit en vitamina D, que puede llegar a provocar un raquitismo bioquímico o en grados de mayor severidad un raquitismo acompañado de todo el cortejo de manifestaciones clínicas.

En el llamado primer mundo o países desarrollados es difícil encontrar una malnutrición a expensas de una carencia de nutrientes. La desnutrición se identifica asociada a países en vías de desarrollo, pero también se puede observar en grupos marginados de poblaciones de países industrializados, motivada por restricciones dietéticas relacionadas con causas económicas, religiosas y culturales. También en familias que apuestan voluntariamente por un modelo de exclusión alimenticio -como los vegetarianos- por convicciones ideológicas. [11]

La salud infantil difiere entre el primer y el tercer mundo. Los principales problemas en los países desarrollados son enfermedades crónicas, trastornos psíquicos y de la conducta que pueden abocar en la anorexia, intolerancias alimenticias y otras causas, que no intervienen en este estudio por la temprana edad de la población muestra, como el consumo de drogas, alcohol y tabaco. Todo ello puede provocar una desnutrición leve o subnutrición.

En cambio, la problemática en los países en desarrollo son la desnutrición, pobreza, infecciones, baja calidad de los cuidados sanitarios, falta de agua, mala higiene de los alimentos, alojamiento inadecuado, educación, las altas tasas de natalidad o los diferentes conflictos bélicos, que desencadenan un cuadro florido de malnutrición extremadamente grave y en ocasiones incompatible con la vida.

Es interesante la valoración tanto auxológica como bioquímica de estos niños que conviven en nuestro medio comparando los resultados con los de la misma edad de origen autóctono que comparten teóricamente los mismos juegos, hábitos escolares y alimentación. [42]

Al final de los años sesenta se había estimado que alrededor de 300 millones de niños estaban afectos de subnutrición de algún grado.[43] En 1980 alrededor de 141 millones de niños se estimaban con algún grado de malnutrición. [44]

- En el año 2000, reunidos en la Asamblea General de la Organización de las Naciones Unidas, ONU, los ciento noventa y un Estados Miembros se comprometieron a cumplir los llamados "Objetivos del Milenio" para 2015.
- Entre los ocho objetivos se contaban la erradicación de la pobreza extrema y la reducción del hambre en el mundo, así como la disminución drástica de la mortalidad infantil.
- Tres años antes de que expire el plazo fijado por Naciones Unidas, la malnutrición y la mortalidad infantil en el mundo se agravan a pesar de los esfuerzos de la comunidad internacional para remediarlo. [45]

Los efectos combinados de la privación de alimentos, pobreza, ambiente insano e infecciones contribuyen a unas tasas más altas de morbilidad y mortalidad en amplias áreas del norte de África o Magrebí, África subsahariana, Asia y América Latina. [46]

Entre los efectos adversos de la malnutrición se deben resaltar alteraciones del crecimiento, raquitismo, anemias, funciones inmunológicas y desarrollo cerebral. [9]

1.2.1 Valoración y clasificación de la malnutrición grave

Diferentes parámetros definen los estados de malnutrición: [47]

Clínicos, antropométricos, inmunológicos, bioquímicos.

Mc Laren y cols.[48] clasificaron de manera sencilla las formas graves de malnutrición: Edema, dermatosis, hepatomegalia, características del cabello, valores de albúmina y proteínas totales. *(Tabla 1).*

De esta manera, Mc Laren y cols puntuaban según las características:

MCLAREN y COLS	
Edema + dermatosis	6 puntos
Hepatomegalia	1 punto
Trastornos del cabello	1 punto
Niveles de albúmina	De 1 a 7 puntos

Tabla 1 - Clasificación Desnutrición McLaren

Clasificaba como "marasmo" si la suma obtenida era entre 0 a 3 puntos y" kwashiorkor" entre 9 a 15 puntos.

Existe un buen nivel de correlación entre la circunferencia del brazo y el peso para la altura que da la medida del fenómeno de malnutrición aguda en niños de 1 a 5 años de edad, que es la etapa de mayor riesgo de alteraciones nutricionales en la infancia.[48]

En 1933 Cecil Williams en el Hospital de Accra en Ghana, antigua Costa de Oro, definió y describió una enfermedad nutricional en la infancia asociada con la dieta con maíz usando el término kwashiorkor.[49-64] Se diferenció del término marasmo[65,66,67,68] que fue aplicado a los niños con un peso de menos del 60 % esperado para su edad sin edema. Mientras que kwashiorkor se definía por el edema y un peso entre el 60/80 % del esperado para su edad. Y el termino marasmo-kwashiorkor a los niños con menos del 60 % del peso para su edad y con edema. [48]

El método "quack stick" está basado en la relación entre la circunferencia del brazo para la talla que tras la comparación con un diagrama se puede rápidamente establecer una clasificación sin necesidad de una báscula o del conocimiento de la edad. Es un método rápido y eficaz para una valoración global de nutrición/malnutrición.[68]

El marasmo se relacionó con una deficiencia en aporte calórico y el kwashiorkor con una deficiencia en aporte de proteínas.[65]

Kwashiorkor se define como un estado grave de desnutrición que aparece de manera habitual en una fase posterior al marasmo o en ocasiones se solapan y se suman tanto la desnutrición proteica, propia del kwashiorkor,[47,65] (*Figura 1)*, como la desnutrición hipocalórica por falta absoluta de nutrientes que se inicia en edades más tempranas de la vida. Ambos cursan con una característica común que es la falta total de apetito.

De manera esquemática la clasificación propia de kwashiorkor es la siguiente: edad entre 1 a 5 años, edema de extremidades inferiores y posteriormente de todo el cuerpo, pérdida de peso y estancamiento de talla, anorexia, depauperación muscular, cabello ralo y decolorado, lesiones cutáneas, hepatomegalia, alteración psicomotora, apatía, alteraciones inmunológicas y bajos niveles de albúmina sérica.

En las ilustraciones siguientes, (*Figura 1*), se observa el edema, la desnutrición, la afectación de la coloración tanto de la piel, con grave descamación de la misma, dando el aspecto de "gran quemado", como la alteración del cabello y sobre todo la facies típica de sufrimiento que se acompaña de un llanto típico, característico y constante.

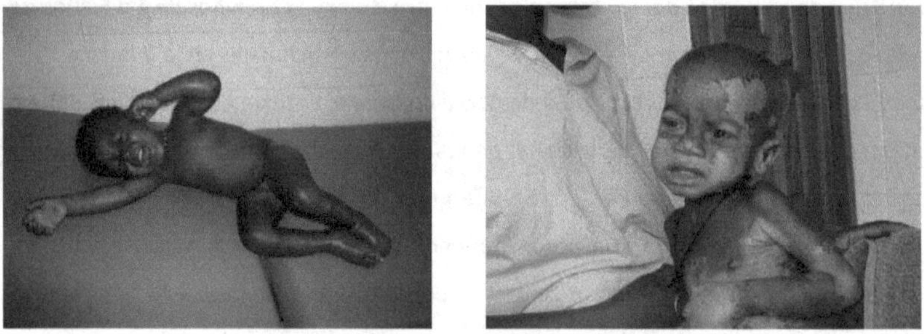

Figura 1 - Kwashiorkor

Marasmo se caracteriza por una desnutrición grave con perdida grasa generalizada y aspecto de viejo *(Figura 2)*. Hace su aparición en los primeros meses, generalmente a partir del sexto mes de vida, que es cuando precisan para su correcta alimentación la introducción de complementos equilibrados en hidratos de carbono, grasa y sobre todo proteínas. La descripción clínica del marasmo queda fielmente definida cuando hace su aparición en niños menores de 18 meses, con pérdida de peso y grasa, cara de viejo, hipotonía, extremidades flácidas, glúteos en bolsa de tabaco, hipotonía y retraso de crecimiento.[47, 65]

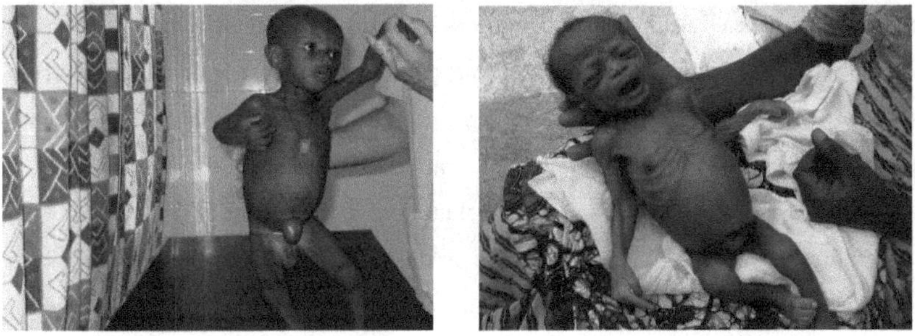

Figura 2 - Marasmo

Diferentes autores han descrito las diversas alteraciones que produce una desnutrición llevada a extremos límites. Nichlos y cols.[69] describieron la atrofia de vellosidades y pérdida de enterocitos. Brown[70] describió la afectación en el sistema nervioso central. Estudios ecoencefalográficos [71,72] han mostrado un aumento transitorio del tamaño de los ventrículos laterales en el kwashiorkor, confirmados por TAC. [73] Diferentes autores, Cabak y Najdanvic[74], Evans y cols.[75], Champakam y col.[76], Stoch y Smythe[77], Cravioto[78], Liang y cols.[79], han estudiado los efectos sobre el coeficiente intelectual coincidiendo en que coexiste un déficit de coeficiente intelectual y desarrollo del lenguaje. Se describen valores bajos o normales de T4 en el marasmo y valores elevados en los niños afectos de Kwashiorkor.[80] Entre las múltiples alteraciones de los casos de kwashiorkor, se puede presentar: muerte súbita debido a una arritmia cardiaca, particularmente en casos con grandes pérdidas electrolíticas.

El incremento de los valores de IGF-I en sangre va a favor de una recuperación nutricional en el curso del tratamiento de los niños malnutridos con diarrea persistente.[81]

La malnutrición energético-proteica produce efectos sobre la maduración sexual y del esqueleto. Hay un retraso de unos 3 años para los varones[82, 83] y 2 años de retraso en la edad de la menarquía en las mujeres.[84] Un retraso parecido se ha observado en la aparición tardía de la menarquía en las niñas desnutridas americanas [85] y también indias. [86] En el kwashiorkor existe una disminución importante de la albúmina y proteínas totales. [87,88] La transferrina se ha considerado también como un buen marcador del estado nutricional, valores bajos se han detectado en el kwashiorkor, [89] aumentando al realizar una alimentación rica en proteínas.[90] El tamaño ecográfico del lóbulo izquierdo del timo se ha utilizado como marcador de recuperación inmunológica tras malnutrición energética proteica.[91] Una tendencia a diseminar infecciones como el herpes simple o las infecciones por cándidas.[92-97] Green y Heyworth[98] encuentran una disminución del número de las células conteniendo IgA. Se detecta déficit de ácido fólico, vitamina A, piridoxina, hierro,[99] déficit en ácidos grasos esenciales tipo ácido linoléico.[100] Las pérdidas de cinc pueden aumentar en casos de diarrea.[101,102,103] El déficit de vitamina A, habitual en la malnutrición es un problema en los países en vías de desarrollo, provocando xeroftalmia, ceguera nocturna, manchas de Bitot, xeroftalmía corneal y queratomalacia [104,105,106,107]. Se ha demostrado que la administración a la población infantil de dosis elevadas de vitamina A disminuía notablemente la mortalidad en estos niños[108]. Si se consiguen niveles adecuados de vitamina A desciende la mortalidad un 23 % en niños par debajo de cinco años de edad. La administración de vitamina A viene establecido como pauta gubernamental y se administra al mismo tiempo que la vacunación sistemática infantil. Concretamente el gobierno de Ghana establece una pauta de 100.000 UI a los 6 meses de edad y 200.000 UI a partir de los 12 meses de vida, repitiendo las dosis cada 6 meses hasta los 5 años. [109-115]

En la malnutrición aguda o crónica existe una deficiencia en el ingreso de nutrientes asociados a los diferentes factores sociológicos y ambientales propios de cada población. [116]

La alimentación materna exclusiva reduce el riesgo de malnutrición, pero solamente durante un cierto tiempo, después de 6 meses de edad la necesidad de un mayor aporte energético produce un dramático aplanamiento de la curva ponderal.[117] La Organización Mundial de la Salud, OMS, ha editado un manual de tratamiento en la malnutrición grave. [118-123]

Este grado de desnutrición es cuando menos desconocido en nuestro medio, pero es prevalente en los países de origen de la población muestra del estudio, concretamente en la población africana, centroamericana y de la India. El interés y el objeto de introducir una breve descripción de estas patologías es valorar si únicamente se trata de un problema de pobreza extrema y enfermedades intercurrentes o existe además una mala pauta cultural de alimentación, teniendo presente que este tipo de patologías existen todavía en nuestra época y relativamente a poca distancia de nuestro entorno.

1.3 VITAMINA D

El término genérico "vitamina D" o calciferol hace referencia a un grupo de sustancias liposolubles relacionadas químicamente (pseudoesteroides) que poseen la propiedad de prevenir o curar el raquitismo y que tienen una estructura química muy parecida a la del colesterol. Con estas propiedades existen dos grupos de sustancias, la vitamina D_3 (colecalciferol) que es la principal fuente de vitamina D en la naturaleza y que puede obtenerse de forma endógena a través de la irradiación del 7-dehidrocolesterol (un derivado del colesterol de síntesis hepática) depositado en la dermis o a través de la alimentación, y la vitamina D_2 (ergocalciferol) que procede del ergosterol de las plantas y sólo se obtiene con la alimentación. El metabolismo y la actividad bioquímica de ambas sustancias, que sólo difieren por la estructura de su cadena lateral, es muy similar.

En la actualidad, se considera que la vitamina D es tanto una vitamina como una hormona. Es un micronutriente o vitamina ya que, cuando su aporte nutricional o su síntesis cutánea endógena es insuficiente, su deficiencia puede ser curada por suplementos orales y puede considerarse realmente una hormona esteroidea ya que ejerce sus acciones mediante la unión a su receptor nuclear y a través de un mecanismo similar a otras hormonas esteroideas, a diferencia de la mayoría de las vitaminas que participan o actúan como cofactores en determinadas reacciones bioquímicas. Su forma activa es secretada por un órgano específico el riñón y ejerce sus acciones sobre células y órganos dístales del sitio de producción.[124,125,126]

Existen los suficientes datos clínicos y experimentales, para afirmar que el sistema endocrino de la vitamina D no sólo participa en la regulación del metabolismo óseo y mineral sino que regulan procesos como la proliferación y diferenciación celular, el sistema inmunitario, el sistema nervioso, el sistema renina-angiotensina y la secreción de insulina por el páncreas. De hecho, se ha relacionado la presencia de niveles bajos de vitamina D con una mayor incidencia de enfermedades como el cáncer, la enfermedad inflamatoria intestinal, la esclerosis múltiple, la hipertensión arterial, la diabetes tipo 1 o la artritis reumatoide.[127]

1.3.1 Fisiología de la vitamina D

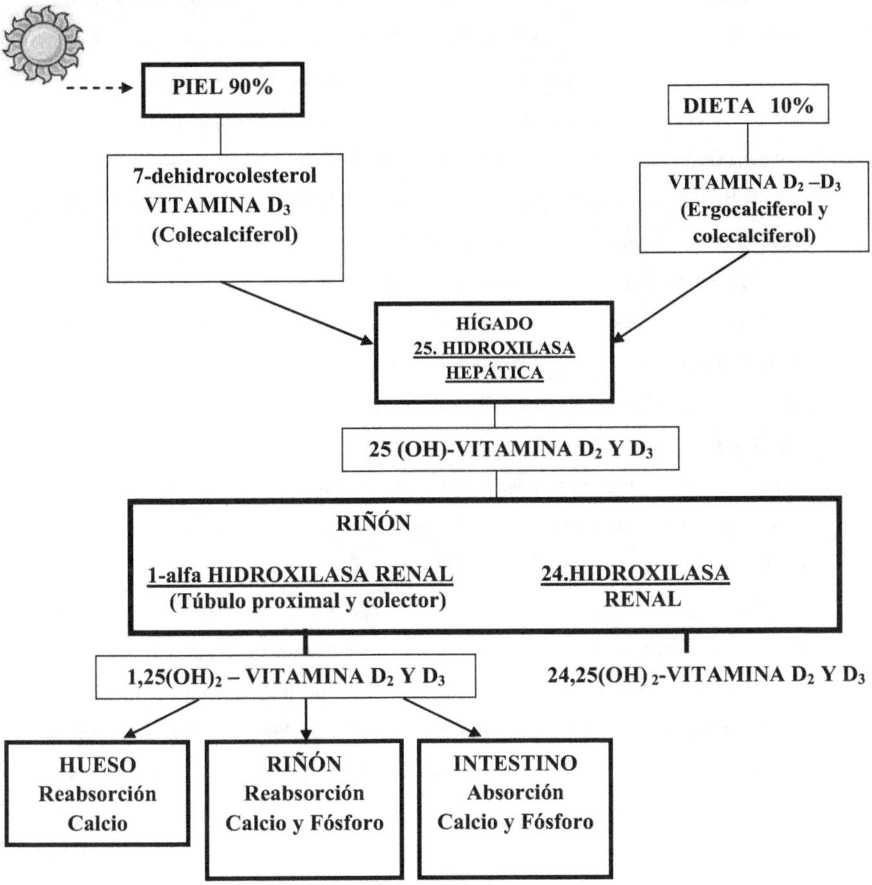

Figura 3 - Esquema de la fisiología de la Vitamina D

CALCIFEROL es lo que de forma habitual se conoce con el nombre de Vitamina D. Debemos diferenciar:

- COLECALCIFEROL (Vitamina D3)
- ERGOCALCIFEROL (Vitamina D2)

El colecalciferol, *(Figura 3)* se produce en un 90% a través de la piel por la acción directa de los rayos ultravioleta B. La fotobiogénesis es el proceso por el cual se obtiene vitamina D_3 a partir de la transformación del 7-dehidrocolesterol, un metabolito del colesterol de síntesis hepática y que es exportado a la piel. En virtud de este proceso la síntesis de vitamina D_3 es efectiva mediante una exposición suficiente a la luz solar o a la radiación ultravioleta B (hasta 18 UI/cm^2 en 3 horas) en un proceso que transcurre en dos etapas y que se describe a continuación.

La primera etapa de la síntesis endógena de vitamina D_3 se produce en los estratos profundos de la dermis y consiste en la fotoconversión del 7-dihidrocolesterol en previtamina D o precalciferol. En este proceso por acción de la radiación ultravioleta solar (RxUV) (longitud de onda entre 290-315 nm), se produce la rotura del anillo B del 7-dihidrocolesterol en su enlace 9-10. En una segunda fase se produce una isomerización química dependiente de la temperatura corporal, de forma que la previtamina D se transforma lenta y progresivamente en vitamina D_3 a nivel de la membrana plasmática de los queratinocitos en un proceso que dura varios días. La vitamina D_3 posee una alta afinidad para la proteína transportadora de vitamina D, mientras que su producto intermediario, la previtamina D_3 tiene menor afinidad y permanece en la piel. Finalmente, la vitamina D producida en la epidermis alcanza la red capilar cutánea desde donde es transportada al hígado, unida a su proteína transportadora, para iniciar su transformación metabólica.[128,129] La cantidad de vitamina D_3 producida por la piel puede alcanzar 18 UI/cm^2 en 3 horas.[130] También se puede obtener al ingerir aceite de pescado azul, yema de huevos, hígado y grasas de animales mamíferos marinos. Otros productos en los que lo podemos encontrar pero en menor cantidad es en la leche, zumos, pan y cereales. [131]

El ergocalciferol (D_2) únicamente se puede obtener en un 10% a través de la alimentación y se absorbe en el duodeno y el yeyuno. [128,129]

La Vitamina D es transportada al hígado donde se hidroxila a 25-hidroxivitamina D - 25(OH) D llamada CALCIDIOL. Posteriormente en el riñón se hidroxila para producirse la forma activa de la vitamina D, la 1,25-dihidroxivitamina D - $1,25(OH)_2D$ que se conoce como CALCITRIOL.

CALCIDIOL o (25-DIHIDROXIVITAMINA D) es la forma circulante, que se puede cuantificar y nos da idea de la cantidad de vitamina D que posee el organismo. Sus concentraciones son el índice más fiable para definir las situaciones de déficit, insuficiencia, hipovitaminosis, suficiencia y toxicidad de vitamina D. Hay un consenso generalizado de que las concentraciones circulantes de calcidiol son las más útiles y adecuadas para valorar cualquier anomalía o normalidad del "status" de esta hormona; la razón principal de este consenso es su prolongada vida media de tres semanas, lo que permite obtener información, tanto de la procedente de la exposición a la luz solar como de la ingerida con los alimentos.

CALCITRIOL o (1,25-DIHIDROXIVITAMINA D) es la forma biológicamente activa final, es al menos 10 veces más potente que 25(OH)D, aunque tiene una concentración circulante 1.000 veces inferior, se puede cuantificar en suero pero su vida media oscila según diferentes autores entre 4 a 10 horas. [132]

La $1,25(OH)_2D$ se utiliza para referirse indistintamente tanto a la $1,25(OH)_2D_3$ como a la $1,25\ (OH)_2D_2$, procede de la hidroxilación en el riñón de la 25-hidroxivitamina D en muy pequeñas proporciones, siendo la hormona biológicamente activa del complejo vitamina D y la que ejerce sus funciones a través de receptores propios en tejidos diana, estimulando la absorción intestinal del calcio y el incremento de la reabsorción ósea e inhibiendo la producción de la paratirina.

Las concentraciones de calcitriol son similares a las marcadas por las del calcidiol.

El calcitriol además de regular el metabolismo calcio – fósforo actuando sobre la mineralización ósea, también se encuentra en:

Aparato digestivo, estómago intestino delgado, colon, páncreas, linfocitos B y T activados, cerebro, corazón, musculatura lisa vascular, gónadas, próstata, mamas.

Interviene en diferentes procesos *(Figura 4):*

- A nivel óseo: Reabsorción de Calcio
- A nivel Renal: Reabsorción de Calcio y Fósforo
- A nivel intestino: Absorción de Calcio y Fósforo

Esquema de actuación del calcitriol:

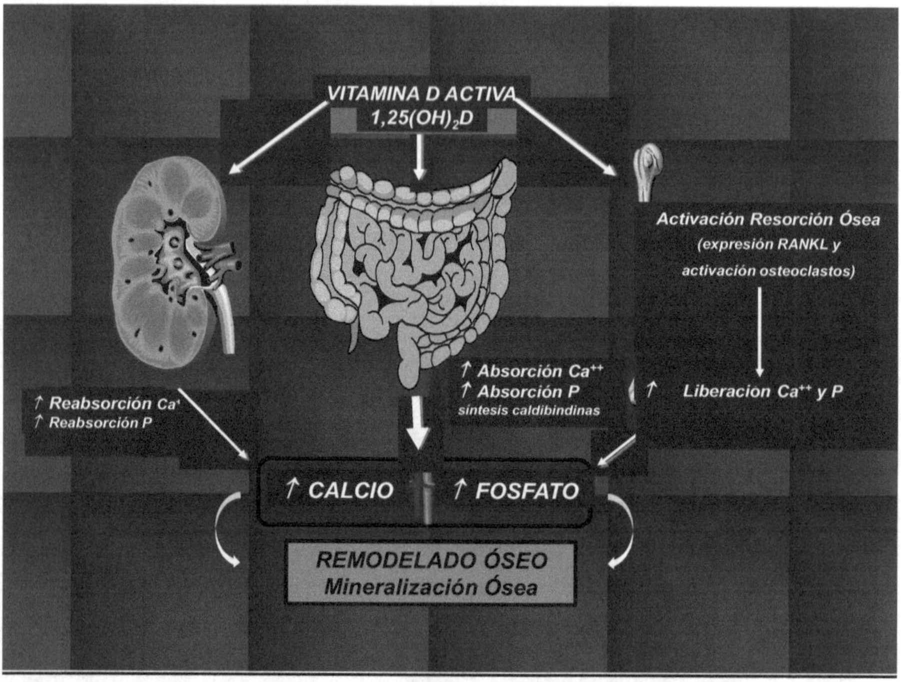

Figura 4 - Esquema de la regulación del metabolismo fosfocálcico por el calcitriol

Mecanismo de acción del calcitriol

- Aumenta la absorción de Calcio y Fósforo a nivel de intestino delgado.
- Modifica la concentración de Calcio directamente y a través de la PTH.
- Promueve la mineralización esquelética.
- Estimula la producción de insulina.
- Modula la función de los linfocitos B y T activados.
- Actúa sobre la contractilidad miocárdica.
- Previene la enfermedad inflamatoria intestinal.
- Actúa sobre la secreción de TSH.
- Las concentraciones de vitamina D superiores a 30 ng/ml mantienen el crecimiento celular bajo control y previene que las células se malignicen.[132]

La interpretación de los valores de las concentraciones de calcidiol:

Sin tener un consenso claro de los valores de corte en los diferentes niveles de la vitamina D, debido a que estos parámetros están en continua revisión aventuramos para realizar el presente estudio unos rangos promedio que deben cumplir una serie de requisitos: [133]

- No deben alterar los niveles de PTH
- No deben alterar los niveles de fosfatasas alcalinas
- No deben encontrase signos de raquitismo clínico o radiológico

Los parámetros que hemos seleccionado son los siguientes:

Déficit grave: 25(OH)D < 10 ng/ml; Déficit moderado: 25(OH)D ≥ 10 y < 20 ng/ml; Insuficiencia: 25(OH)D ≥ 20 y < 30 ng/ml; Normal: 25(OH)D ≥ 30 ng/ml.[134,135]

La medición de las concentraciones del calcidiol está teniendo cada vez más relevancia en diferentes trastornos del metabolismo del calcio, como raquitismo, hipocalcemia neonatal, embarazo, osteodistrofia renal y nutricional, hipoparatiroidismo y osteoporosis postmenopáusaica.

1.3.2 Factores que influyen en las concentraciones de vitamina D

Las concentraciones de calcidiol tienen una variabilidad estacional, menores en invierno que en verano y también respecto a la latitud de 52º N con respecto a 32ºN.

Se han observado diferencias según:

- Edad: En las persona mayores se ha observado que su piel tiene menor capacidad de producir vitamina D.[136]

- Estación del año: Se ha observado una variación estacional entre las madres que no consumen vitamina D que oscila entre 14 UI/L en periodo invernal y 124 UI/L en los meses de verano.[131]

- Raza. En la raza negra se ha detectado niveles más bajos de calcidiol debido posiblemente a la marcada pigmentación de la piel. [136]Precisan entre 5 a 7 veces mayor exposición al sol en contraste con las persona de piel blanca. Se ha observado que los individuos de raza negra tienen valores de densidad mineral ósea superiores a los caucásicos y estos a su vez superiores a los asiáticos. [137,138] Estas diferencias se han asociado a diferencias en el metabolismo del calcio. Se ha comprobado que los jóvenes de raza negra tienen valores plasmáticos más bajos de 25(OH)D que los de raza blanca. Sin embargo sus valores de 1,25$(OH)_2$ D son similares. También se ha observado que los jóvenes de raza negra tienen una tasa superior de absorción de calcio y una menor eliminación urinaria que los jóvenes de similar edad de raza blanca.[139,140,141]

1.3.3 Implicaciones clínicas del déficit de Vitamina D

Las enfermedades clásicamente asociadas al déficit de vitamina D son el raquitismo en los niños, y en los adultos, el espectro varía desde osteomalacia hasta hiperparatiroidismo secundario, con pérdida de masa ósea, aumento del riesgo de caídas e incremento del riesgo de fractura según el grado de deficiencia. Junto a éstas, recientemente se ha vinculado la hipovitaminosis D con el riesgo de padecer enfermedades de base autoinmune, como la diabetes mellitus tipo 1 y 2, las enfermedades cardiovasculares y el desarrollo de neoplasias entre otras, y que son objeto de una intensa investigación en la actualidad.

Se relaciona el déficit de vitamina D con las siguientes enfermedades crónicas:

1. **Miopatía.** Se asocia osteomalacia con debilidad muscular y disminución de las concentraciones de enzimas musculares. La insuficiencia cardiaca congestiva debido a una alteración de la contractilidad del miocardio asociado a concentraciones bajas de vitamina D.[142]

2. **Infecciones.** En los países en vías de desarrollo los niños afectos de raquitismo padecen mayor número de infecciones y se ha visto que los pacientes afectos de tuberculosis presentan valores de vitamina D disminuidos. Esta relación puede estar basada en que el calcitriol potencia la actividad de las enzimas lisosómicas en los macrófagos y, además, estas células, que representan la primera línea de defensa inespecífica del sistema inmune, contienen la enzima 1-alfa-hidroxilasa que convierte calcidol en calcitriol. [143,144]

3. **Enfermedades autoinmunes e inflamación.** Las concentraciones bajas de vitamina D pueden ser causa de predisposición a la artritis reumatoide, la colitis ulcerosa, la enfermedad de Crohn y la esclerosis múltiple, ya que, suplementos nutricionales y farmacológicos de calcio y calcitriol pueden mejorar estas enfermedades y detener su progresión. [145,146,147,148,149]

4. **Hipertensión esencial.** Se ha observado una disminución de las presiones sistólica y diastólica después de una exposición a los rayos ultravioletas B y una relación inversa entre concentraciones de calcitriol y la presión diastólica.[150]

5. **Enfermedad cardiovascular.** Se ha encontrado una relación inversa entre infarto de miocardio y concentraciones de calcitriol y la actividad física se asocia a valores elevados de calcidiol y calcitriol. [151]

6. **Diabetes.** Se conoce la dependencia existente entre la secreción de insulina y vitamina D, una disminución en la actividad de la vitamina D puede provocar una insulinorresistencia y una secreción disminuida de insulina. [152,153]

Suplementos de vitamina D administrados en los primeros meses de vida y en la primera infancia pueden reducir la incidencia de la diabetes tipo I. [154,155]

7. **Cáncer.** Existe una asociación entre una mayor exposición a los rayos solares y mayor ingesta de alimentos ricos en vitamina D con una menor incidencia de cáncer de próstata, mama y colon. [156,157,158]

8. **Esquizofrenia.** Un reciente estudio de casos y controles basado en muestras de sangre neonatal identificó una asociación significativa entre el estado de vitamina D neonatal y el riesgo de esquizofrenia. [159]

1.3.4 Déficit nutricional de Vitamina D

Un aporte energético equilibrado es tanto para el normal crecimiento del niño como para un aporte suficiente de hierro y de vitamina D y calcio para la correcta mineralización ósea. Situaciones crónicas de malnutrición condicionan un retraso de crecimiento y una menor mineralización y formación de los huesos. [160,161,162,163]

El raquitismo es una enfermedad del esqueleto del niño en crecimiento. Es el resultado de una mineralización defectuosa del tejido óseo con presencia excesiva de matriz ósea o tejido osteoide no mineralizado cuya causa primaria es el déficit de vitamina D. Aunque el defecto de la mineralización ósea afecta a todas las zonas de crecimiento óseo, las principales manifestaciones clínicas guardan relación directa con el grado de afectación y participación de los huesos largos del esqueleto. Raquitismo y osteomalacia siempre coexisten durante el crecimiento, sin embargo la osteomalacia aislada solo se presenta en las regiones sometidas a actividad de remodelado óseo del esqueleto durante la edad adulta, una vez que ya ha finalizado el mismo y desaparecido el cartílago de crecimiento de las epífisis óseas.

La osificación del molde cartilaginoso preóseo precisa de la existencia de unas concentraciones adecuadas y suficientes de calcio y fósforo para constituir los cristales de hidroxiapatita, la fase mineral del tejido óseo. Por tanto, todas aquellas situaciones que contribuyen a la carencia de uno u otro elemento producen raquitismo ya sea por falta de aporte, por deficiente absorción digestiva, por pérdida renal excesiva o finalmente por defectos en la síntesis o en la actividad de sus agentes hormonales reguladores.

Etiología del déficit de Vitamina D en niños y adolescentes

1. Ingesta o síntesis disminuida de Vitamina D3
    a. Recién nacido de madre con déficit de Vitamina D (especialmente de piel oscura y con escasa exposición al sol)
    b. Lactancia materna prolongada
    c. Piel oscura
    d. Escasa exposición solar (indumentaria excesiva, uso de filtros solares, hospitalización prolongada)
    e. Ingesta escasa de alimentos ricos en vitamina D
2. Síndrome de Malabsorción o trastornos gastrointestinales
    a. Enfermedad celiaca
    b. Insuficiencia pancreática (fibrosis quística)
    c. Obstrucción biliar (atresia de vías biliares)
3. Síntesis disminuida o degradación acelerada de metabolitos de vitamina D
    a. Hepatopatía crónica
    b. Insuficiencia renal
    c. Fármacos: rifampicina, isoniacida, antiepilépticos

Tabla 2 - Etiología déficit Vitamina D

1.3.5 Causas de déficit de vitamina D

Escasa exposición a la luz ultravioleta:

- Pigmentación de la piel: La melanina compite efectivamente con el 7-dehidrocolestrol y la previtamina D3 por la acción de la radiación ultravioleta que penetra en la epidermis y es absorbida por la melanina, limitándose así la síntesis de previtamina D3 y su fotolisis. La población de piel negra precisa entre 5 y 7 veces más dosis de radiación UVB.[136]

- Latitud y Diferencias estacionales: En latitudes superiores a 40º los rayos UV debido a su oblicuidad y mayor trayecto para atravesar la atmósfera alcanzan la tierra con más dificultad. (Un estudio efectuado con lactantes alimentados con leche materna en New York (latitud: 41 º N), se observó que durante el invierno, el 78% de los niños sin suplemento de vitamina D eran deficientes, mientras que en verano, sólo un niño que tenía pigmentación de la piel oscura presentaba deficiencia en vitamina D).[164]

- Filtros solares: Actúan como protectores del cáncer de piel pero entorpece el mecanismo de fabricación de vitamina D a través de la radiación UV.

- Tiempo de exposición solar en casa o en las ciudades, frecuente en la población inmigrante de origen africana o indio pakistaní.

Dieta:

- El consumo de productos alimenticios que contienen poca cantidad de vitamina D a expensas de un aporte insuficiente del grupo de alimentos que de forma natural aportan dosis de 200 / 400 UI/100g, como pescados grasos, sardinas, salmón, atún o el aceite de hígado de bacalao.

Factores perinatales:

- Déficit de vitamina D materna o prematuros: Diferentes autores refieren que se debería suplementar a la madre y al niño, sobre todo cuando son de piel oscura o viven en latitudes altas.[165]

- Lactancia materna exclusiva: Debido a la escasa cantidad en vitamina D en la leche materna, (15-50 UI/L) que disminuye en la población de piel negra y en altas latitudes. Existen estudios que han demostrado la existencia de un raquitismo nutricional.[166]

- Abandono o falta de seguimiento del tratamiento profiláctico. La política de salud en América del Norte aboga por que todos los bebés amamantados reciban suplementos de vitamina D de 400 UI por día para la prevención primaria del raquitismo. A pesar de esta recomendación, el raquitismo se sigue constatando en Canadá por falta de cumplimiento del mismo.[167]

Obesidad:

- Algunos autores sugieren que existen niveles más bajos de vitamina D en obesos. Existe una relación inversa con los niveles de vitamina D. Los niños obesos precisan mayores cantidades de vitamina D. [168]

Déficit de calcio y exceso de fósforo:

- Las poblaciones de origen inmigrante africanas o indo paquistaní, son las más propensas a padecer raquitismo nutricional a expensas de una alimentación pobre en lácteos no suplementados y rica en cereales con fitatos, harinas ricas en fósforo como maicena y de origen africano según sus costumbres y hábitos alimenticios. [169]

La suplementación industrial sistemática de fórmulas lácteas infantiles con vitamina D, la recomendación de exponer al sol a los lactantes y el uso de preparados orales de vitamina D, como medida profiláctica del raquitismo en los niños que siguen lactancia materna exclusiva en regiones poco soleadas, han contribuido a la práctica erradicación de esta enfermedad en los países industrializados. Sin embargo, el raquitismo carencial sigue siendo una causa prevalente de morbilidad en los países en vías de desarrollo, mientras que en su hábitat natural no parece estar determinado exclusivamente por el déficit de vitamina D, sino también por el consumo de dietas deficitarias en calcio. En nuestro medio se están produciendo importantes cambios demográficos, con un importante flujo migratorio de poblaciones que proceden en su mayor parte del área del Magreb, África subsahariana y de la región Indo pakistaní, que en este su nuevo "hábitat" siguen manteniendo muy arraigados sus hábitos socioculturales propios. Siguen utilizando sus indumentarias tradicionales que cubren la mayor parte del cuerpo; mantienen una vida social que transcurre fundamentalmente en el interior de las viviendas con escasa actividad al aire libre, y siguen fomentando la lactancia materna que suele ser exclusiva y muy prolongada.

Este nuevo escenario parece estar determinando el "resurgir" del raquitismo en nuestro medio como así lo avalan numerosas publicaciones que recogen una amplia casuística de lactantes y niños afectos de raquitismo carencial en estos últimos años tanto en Europa como en el entorno de nuestro país. [22,127,170]

1.3.6 Fisiopatología del déficit de vitamina D

En la figura siguiente se ilustra la secuencia de hechos implicados en la patogénesis del raquitismo por déficit de vitamina D. La carencia de vitamina D tiene como consecuencia una disminución notable de la absorción intestinal de calcio y en menor grado de fósforo, que van a determinar hipocalcemia e hipofosforemia. La disminución de las reservas fosfocálcicas son el origen de las lesiones de osteomalacia y raquitismo. *(Figura 5).*

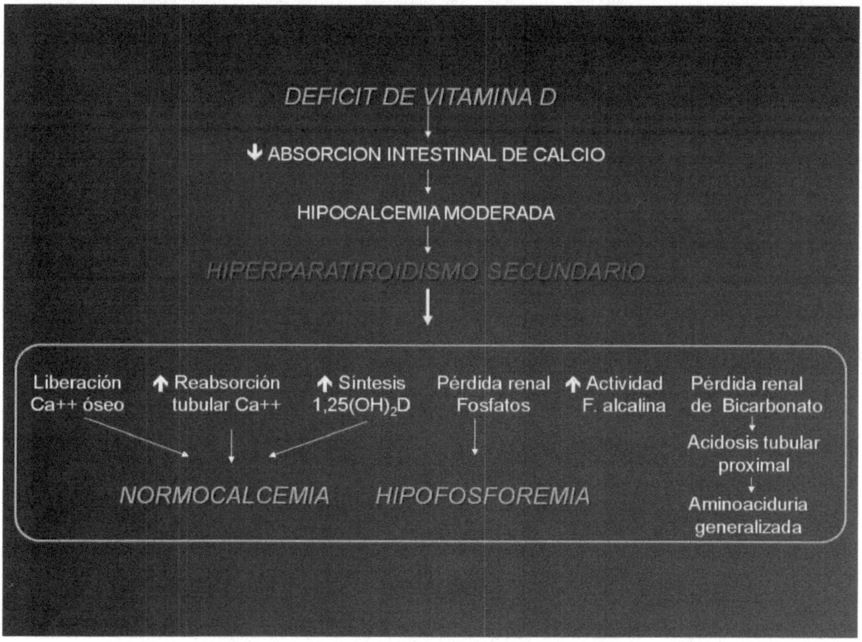

Figura 5 - Fisiopatología del déficit de vitamina D

1.3.7 Anomalías bioquímicas del raquitismo

En el raquitismo carencial, los hallazgos bioquímicos incluyen niveles séricos de calcio disminuidos o normales, hipofosforemia y un incremento notable de la actividad fosfatasa alcalina. La elevación de esta enzima, en especial de su fracción ósea, es el reflejo del incremento de la actividad metabólica en el tejido óseo. La concentración plasmática de hormona paratiroidea (PTH) está siempre elevada en presencia de hipocalcemia. Los niveles circulantes de 25(OH)D o calcidiol están siempre disminuidos en los estados deficitarios de vitamina D. Este metabolito es un marcador excelente de los depósitos corporales de vitamina D, al contrario de los niveles circulantes de $1{,}25(OH)_2D$ cuya síntesis va a estar estrechamente regulada. En los estados deficitarios de vitamina D, la hipocalcemia, la hipofosforemia y los niveles aumentados de PTH estimulan la síntesis renal de $1{,}25(OH)_2D$ de modo que sus niveles circulantes son prácticamente normales e incluso elevados siempre que los depósitos de su sustrato, el 25(OH)D, sean adecuados. Como consecuencia del hiperparatiroidismo puede existir, además de la pérdida de fosfatos, pérdida renal de bicarbonato que condiciona acidosis tubular proximal e hiperaminoaciduria generalizada. En función de datos clínicos y biológicos se han descrito tres fases evolutivas del raquitismo carencial.

La Fase I corresponde a un raquitismo precoz con signos clínicos discretos de hipocalcemia y sin traducción radiológica. La disminución de la absorción intestinal de calcio y de la actividad de resorción ósea provoca hipocalcemia con hiperparatiroidismo secundario reactivo. Las manifestaciones de este hiperparatiroidismo van a determinar un aumento de la excreción de fosfato e hipofosforemia y de la actividad osteoblástica que se refleja por el incremento de la actividad fosfatasa alcalina. Usualmente la fase I precede a la fase II en un espacio relativamente corto de tiempo.

En la Fase II, la calcemia es normal o se mantiene en el rango bajo de la normalidad, pero existen signos clínicos y radiológicos evidentes de raquitismo. Como consecuencia del hiperparatiroidismo secundario y del incremento de los niveles de $1{,}25(OH)_2D$ se va a promover la liberación del calcio depositado en el tejido óseo con un incremento notable de los índices de actividad osteoclástica, en especial del ratio hidroxiprolina urinaria/creatinina. La calciuria es baja como consecuencia de la disminución del calcio filtrado y de la acción de la PTH sobre el túbulo renal que incrementa la reabsorción de calcio. No se conoce exactamente el mecanismo a través del cual se mantiene la hipersecreción de PTH tras normalizar la calcemia; se ha especulado con la posibilidad de que los niveles circulantes de $1{,}25(OH)_2D$ no sean lo suficientemente elevados para suprimir la actividad de las glándulas paratiroideas y restablecer íntegramente la homeostasis fosfocálcica alterada. El hecho de que los pacientes no presenten hipercalcemia a pesar del aumento relativo de las concentraciones plasmáticas de $1{,}25(OH)_2D$ y de PTH parece estar justificada por el flujo escaso de calcio procedente del intestino, riñón y hueso. Durante esta fase, la hipofosforemia junto a la resorción ósea incrementada inducida por la actividad de la PTH y de la $1{,}25(OH)_2D$ determinan la expresividad clínica de la enfermedad raquítica. La producción de $24{,}25(OH)_2D$ queda inhibida cuando está estimulada la síntesis de $1{,}25(OH)_2D$, de forma que sus niveles también están disminuidos en la carencia de vitamina D.

La Fase III se caracteriza por la presencia de hipocalcemia y de una importante desmineralización del tejido óseo. La hipocalcemia va a estar determinada de nuevo por el déficit relativo o absoluto de $1{,}25(OH)_2D$ que es secundario a la depleción más acusada de su sustrato, el 25(OH)D. La disminución de la síntesis de $1{,}25(OH)_2D$ va a ser responsable del descenso acusado de la absorción intestinal de calcio y de una movilización insuficiente del calcio depositado en el hueso a pesar del hiperparatiroidismo mantenido. Debe tenerse en cuenta que son precisas unas concentraciones mínimas de $1{,}25(OH)_2D$ para promover la actividad de reabsorción ósea. La disminución de los niveles de calcio y de fosfato en el líquido extracelular determinan que la mineralización del tejido óseo sea defectuosa y finalmente que sean aparentes los signos clínicos y radiológicos severos de raquitismo. En estas circunstancias, el aporte terapéutico de vitamina D consigue recuperar las concentraciones de $1{,}25(OH)_2D$, con la consecutiva normalización de la calcemia y de la fosforemia, promoviendo la absorción intestinal y los fenómenos de aposición ósea, inhibiendo finalmente la secreción de PTH, que tiene como resultado la curación del raquitismo.[127,171]

Esquema del diagnóstico de raquitismo a nivel bioquímico [133,172]

Fosfatasas alcalinas siempre elevadas
25(OH)D baja, o límites normales en un raquitismo expuesto al sol o en vías de curación
Calcio normal o bajo y Calciuria siempre disminuida
Fosforo normal o bajo
PTH elevada

Tabla 3 - Diagnóstico bioquímico de raquitismo

1.3.8 Clínica del raquitismo

La afectación del esqueleto en el raquitismo es el origen de numerosos signos clínicos comunes al conjunto de los raquitismos que son la traducción directa de los trastornos de la mineralización ósea. Junto a éstos puede presentarse otro conjunto de manifestaciones clínicas que son reveladoras de las profundas alteraciones del metabolismo fosfocálcico con relación al músculo y el desarrollo de la dentición.

1. **Síndrome óseo**: Aunque el trastorno de la mineralización es generalizado, las lesiones óseas predominan en aquellos huesos del esqueleto con un crecimiento más activo; lesiones que son particularmente más evidentes durante los primeros años de la vida, periodo en el que la velocidad de crecimiento es más elevada, y por tanto el crecimiento óseo mayor. Las lesiones óseas en general son indoloras en el lactante y espontáneamente dolorosas a la presión en el niño mayor. En las formas severas, con defectos graves de la mineralización ósea no es inusual hallar una consistencia anormalmente blanda de los huesos a la presión, especialmente en el lactante y al nivel de la calota craneal sobre la región occipital y parietal (sensación parecida a la presión ejercida sobre una pelota de ping-pong). Las deformidades del cráneo (craneotabes) en el lactante que no ha iniciado la sedestación consisten en un aplanamiento occipital y parietal y asimetría craneal. Cuando el raquitismo está muy evolucionado es muy característica la existencia de una prominencia frontal (frente olímpica) que traduce el acúmulo excesivo de tejido osteoide no mineralizado. Asimismo el cierre de las fontanelas y suturas craneales es tardío. La presencia de

tumefacciones y nodulaciones a nivel epifisario se corresponden con las zonas de hipertrofia de la zona madurativa del cartílago de crecimiento y al acúmulo de tejido osteoide. Se hacen patentes rodetes palpables y no excepcionalmente visibles situados en las extremidades de los huesos largos, especialmente al nivel de tobillos y muñecas. Las deformidades esqueléticas son especialmente importantes en los niños que han iniciado la deambulación, siendo frecuentes la deformación de los fémures y de las tibias con genu varum o genu valgum. Las deformaciones de los miembros superiores son más infrecuentes y se observan en los antebrazos en las formas más evolucionadas. A nivel de las uniones costocondrales la hipertrofia cartilaginosa y el exceso de material osteoide da lugar a unas características nodulaciones palpables conocidas como rosario raquítico costal que se extienden a ambos lados de la parrilla costal. En formas evolucionadas puede ser patente la existencia de asimetría torácica, el ensanchamiento de la base del tórax, y por último, el desarrollo de un tórax "en quilla" secundario a las tracciones musculares que ejerce el cinturón escápulo-humeral sobre la caja torácica. Las deformidades de la columna, en forma de cifosis torácica o dorsal baja y de escoliosis son infrecuentes aunque no excepcionales en la edad pediátrica. Junto a estas lesiones óseas pueden coexistir fracturas óseas con o sin desplazamiento, espontáneas o en relación a traumatismos mínimos, que son indoloras y que pueden pasar desapercibidas.

2. **Síndrome músculo-tendinoso:** La afectación del sistema músculo-ligamentoso es muy frecuente en la primera infancia y viene caracterizado por la presencia de hipotonía y de retardo madurativo en la adquisición de actividades motoras. No es inusual la hipotonía y flacidez de la pared muscular y la configuración de un vientre prominente en el que es frecuente la presencia de hernias umbilicales o inguinales. En el lactante pequeño la disminución de la consistencia de las estructuras traqueobronquiales puede tener como consecuencia el desarrollo de traqueomalacia que puede contribuir al desarrollo de laringoespasmo y/o insuficiencia respiratoria.

3. **Lesiones dentales:** Es habitual en los lactantes el retardo en la eclosión dentaria y una vez presentes la existencia de esmalte hipoplásico facilita el desarrollo de caries. En las formas carenciales severas de presentación tardía la viabilidad de la dentición definitiva puede llegar a estar seriamente comprometida.

4. **Síndrome hipocalcémico:** La intensidad y severidad de la hipocalcemia que habitualmente acompaña al raquitismo carencial puede ser el factor determinante de la clínica y de la forma de manifestarse la enfermedad, en especial durante los primeros seis meses de vida. Puede presentarse en forma de convulsiones tónico-clónicas generalizadas que pueden abocar en encefalopatía grave, en forma de laringoespasmo e insuficiencia respiratoria, o en forma de trastornos de la conducción cardiaca (presencia de ondas T simétricas y puntiagudas con alargamiento del segmento ST) que pueden ser origen de arritmias cardiacas potencialmente letales y de cardiomegalia y cardiomiopatía en formas evolucionadas.

5. **Signos hematológicos:** No es inusual que el déficit de vitamina D se acompañe de anemia ferropénica. Su incremento parece estar determinado por la promoción de la lactancia materna en estas poblaciones sin que se haya procedido a recomendar su suplemento con vitamina D. [127, 171]

1.3.9 Anomalías radiológicas:

La presencia de anomalías esqueléticas radiológicas es indicativa de un defecto importante de la mineralización ósea, y en términos generales la severidad de las lesiones radiológicas de raquitismo está en función de la edad en que se presente la carencia de vitamina D. Las formas de presentación más precoces son las más graves.
La afectación de los cartílagos de crecimiento da lugar a una imagen en "copa de champán" o de "cúpula" a nivel epifisario. Presencia de incurvaciones sobre todo en las extremidades inferiores (genu valgo, genu varo o coxa vara).
Sin embargo, con frecuencia preceden a los signos clínicos. La radiografía de la epífisis distal del radio y cúbito y la radiografía de rodillas son particularmente útiles para identificar los cambios más precoces. Las anomalías más características se localizan al nivel de las epífisis y metáfisis de los huesos largos. Se aprecia un aumento en la distancia entre el extremo distal de cúbito y radio y el carpo. El excesivo crecimiento del tejido óseo osteoide y la proliferación e hipertrofia de la zona de maduración de los cartílagos de crecimiento da lugar a una imagen en "copa de champán" o de "cúpula" a nivel epifisario. Las bases metafisarias están ensanchadas con pérdida de nitidez y con aspecto roído y desflecado. Los núcleos de osificación epifisaria son irregulares e imprecisos y su aparición suele ser tardía. Las modificaciones diafisarias sólo aparecen

en las formas más evolucionadas de la enfermedad. Se aprecia una disminución de la densidad ósea, con adelgazamiento de las corticales que pueden mostrar imágenes lacunares de reabsorción ósea o bien desaparecer completamente.

Las radiografías óseas permiten por otro lado valorar la importancia de las deformidades óseas: presencia de incurvaciones sobre todo en las extremidades inferiores (genu valgo, genu varo o coxa vara), y desplazamiento de las epífisis como consecuencia de la inestabilidad de la zona de maduración hipertrófica del cartílago de crecimiento. También pueden mostrar fracturas óseas en ocasiones con un callo parcialmente mineralizado. Las fracturas en tallo verde sin desplazamiento perpendicular se denominan "líneas de Looser-Milkman" y aparecen como zonas radiolucentes, generalmente bilaterales y simétricas, y se localizan en las ramas pubianas, costillas, clavículas y cabezas femorales, son más propias de las lesiones de osteomalacia del adulto. La radiografía de tórax muestra el ensanchamiento de la unión condrocostal, correspondiente al rosario costal clínico.

Las técnicas de densitometría radiológica de doble energía permiten determinar el depósito de sales minerales en el tejido óseo y pueden ser de utilidad en el diagnóstico precoz del raquitismo antes de que aparezcan los signos radiológicos característicos.

1.3.10 **Histología**

Las alteraciones más características del raquitismo se observan al nivel de los cartílagos de crecimiento. La zona de reposo y la zona proliferativa del cartílago epifiseal conservan un aspecto histológico normal. En cambio, la zona de maduración está considerablemente hipertrofiada mostrando importantes transformaciones. Las columnas celulares se alargan y se desorganizan, llegando incluso a desaparecer la organización en columnas, siendo sustituida por un amontonamiento desestructurado de células cartilaginosas.

En la base de la zona madurativa, las células hipertróficas están dispersas, la vascularización desordenada y no se observan esbozos de mineralización. Los osteoblastos que acompañan a los capilares producen tejido osteoide que se acumula sin calcificarse. La multiplicación de las células cartilaginosas en la zona de maduración y su falta de involución a causa del defecto de la osificación ocasionan un incremento del grosor del cartílago de crecimiento y su extensión a lo ancho ante la ausencia de una estructura rígida. Su traducción clínica es el ensanchamiento palpable de las extremidades de los huesos largos y de las costillas. El hueso cortical y el hueso esponjoso medular también están disminuidos de grosor. Junto a estas anomalías se observa un aumento de la actividad de resorción ósea, inducida por el hiperparatiroidismo secundario. En definitiva, la consecuencia global es la pérdida de rigidez de los huesos que se deforman bajo el efecto del peso del organismo y de las tracciones musculares. [171]

1.3.11 Tratamiento

1. Aporte de Vitamina D: El tratamiento básico del raquitismo carencial es la vitamina D, pudiendo utilizarse indistintamente la vitamina D_2 o D_3. Actualmente se prefiere la administración de D_3 por vía oral con dosis fraccionadas a la administración de dosis masivas por vía oral o intramuscular, o al tratamiento con sus derivados activos de vida media más corta, de mayor coste y de manejo más complejo. Se estima que para restablecer los depósitos de vitamina D del organismo en los pacientes con raquitismo carencial es precisa la administración de 100.000 UI a los recién nacidos y de 500.000 UI a los niños de más de un año de edad. En base a estos cálculos se han propuesto diversas pautas de tratamiento con dosis fraccionadas. Para los recién nacidos se recomienda la administración de 1000 UI/día, para los lactantes de edad inferior a un año 3000 UI/día y para los niños de más de 1 año 5000 UI/día durante 3 meses. El tratamiento con las formas activas de la vitamina D (calcitriol o alfacalcidol) solo está indicado en caso de hipocalcemia. En los estados carenciales, se ha comprobado que el aporte de vitamina D asegura el rápido incremento de la tasa circulante del metabolito activo de la vitamina D, el calcitriol y la recuperación progresiva de la calcemia a los 4-5 días. La aparición de los primeros signos de recalcificación metafisaria acontece entre 2 y 3 semanas, aunque la regresión de las deformidades esqueléticas puede demorarse aún algunos años. La administración de dosis masivas de vitamina D, entre 200.000 y 600.000 UI, en dosis única o repartida en dos o cuatro dosis con intervalos de días a semanas es una alternativa a considerar cuando existan dudas razonables sobre su adecuado cumplimiento. [173,174] *(Tabla 4).*

2. Aporte de calcio: En las formas con desmineralización importante e hipocalcemia moderada, es habitual asociar al tratamiento vitamínico un suplemento de calcio de 500 a 1000 mg de calcio elemento al día, fraccionado en cuatro tomas durante la fase inicial del tratamiento (1-2 semanas) o hasta la normalización de la calciuria y de la actividad de las fosfatasas alcalinas. Tras esta fase debe asegurarse una dieta equilibrada con un aporte de calcio de 500 a 700 mg/día a través de productos lácteos. Sin este suplemento puede producirse un descenso de la calcemia por la fijación rápida del calcio al hueso (hueso hambriento) por el efecto de la vitamina D suministrada. En caso de hipocalcemia severa, igual o inferior a 8 mg/dL la suplementación de calcio debe ser obligatoria y administrada de forma continua por vía endovenosa a dosis de 1000 mg/m^2/día *(Tabla 4).*

<table>
<tr><th></th><th colspan="2">Hipocalcemia</th><th colspan="3">Déficit Vitamina D</th></tr>
<tr><th>Edad</th><th>Tetania</th><th>Sin Tetania</th><th>Agudo</th><th>Mantenimiento</th><th>Controles</th></tr>
<tr><td>< 1mes</td><td rowspan="3">Gluconato cálcico 10% 0.5 ml/Kg IV (max. 20 ml) en 20-30 min.</td><td rowspan="3">Calcio: 40-80 mg/Kg/d VO en 4 dosis

Calcitriol: 50-100 ng/Kg/día VO. en 3 dosis hasta calcemia > 9 mg/dl</td><td>Vitamina D: 1000 UI/día 3 meses</td><td rowspan="3">Vitamina D: 400 UI/día ó

150.000 UI al inicio de otoño</td><td rowspan="3">1 mes: calcemia, fosfatasas alcalinas, 25(OH)D.

3 meses: calcemia, magnesio, fósforo, fosfatasas alcalinas, 25(OH)D, PTH Rx muñecas

Anual: 25(OH)D</td></tr>
<tr><td>1-12 meses</td><td>Vitamina D: 3000 UI/día 3 meses ó 300.000 UI en 1-7 dias</td></tr>
<tr><td>>12 meses</td><td>Vitamina D: 5000 UI/día 3 meses ó 500.000 UI en 1-7 dias</td></tr>
</table>

Tabla 4 - Tratamiento de hipocalcemia y déficit en vitamina D

Dentro del entorno de la desnutrición de forma habitual se asocian la anemia nutricional por déficit de hierro y déficit de vitamina D por falta de aporte. A pesar de dicha coincidencia diferentes estudios concluyen que la deficiencia de vitamina D no representa un riesgo para la anemia en los lactantes y niños pequeños.[175,176]

1.3.12 Profilaxis

El raquitismo carencial fue en el pasado una causa importante de morbilidad y mortalidad infantiles debida fundamentalmente a las complicaciones infecciosas respiratorias y a las derivadas de la hipocalcemia. La potencial gravedad de tales complicaciones aconseja la práctica sistemática de un tratamiento profiláctico con vitamina D, no solamente en los países septentrionales como los europeos, sino también en los países más meridionales, y en especial de influencia musulmana en los que a pesar del alto índice de horas de insolación anual, el estilo de vida, la indumentaria y los hábitos culturales puede impedir su aprovechamiento integral. Debe tenerse en cuenta que la fuente principal de vitamina D en el hombre es la producción endógena por fotosíntesis cutánea y el aporte alimentario habitual no representa más que una proporción muy escasa del orden de 20 a 50 UI/día de vitamina D_2 (ergocalciferol).

La existencia de esta fuente endógena de síntesis de vitamina D, complica ciertamente el cálculo preciso de los requerimientos de vitamina D. No obstante, se calcula que con una exposición total de manos y cara de dos horas por semana o de 30 minutos a la semana solo con el pañal, los niños no precisarían un aporte suplementario de vitamina D. La exposición regular al sol es ciertamente el medio más fisiológico para prevenir el raquitismo, siendo además altamente efectivo. Sin embargo, ello no es posible en muchos niños de regiones con un bajo índice de horas de insolación anual, especialmente durante el invierno, o en niños en los que por hábitos culturales, estilos de vida o indumentaria puede impedirse su aprovechamiento integral. De todos modos, la cuenca mediterránea por su situación geográfica tiene suficiente exposición al sol en cualquier estación del año, para poder asegurar un buen aprovisionamiento de vitamina D por la piel, con bastante margen de seguridad. Es posible que en las regiones situadas más al norte y con menos horas de insolación invernal, el riesgo de sufrir una hipovitaminosis D sea mayor. No obstante, debido al escaso contenido de vitamina D en la leche humana, para asegurar las necesidades diarias de este elemento parece aconsejable en nuestro medio recomendar la suplementación con vitamina D en alguna de las siguientes circunstancias: 1. Prolongación de la lactancia materna mas allá de la edad de seis meses, unido a una insuficiente exposición solar. 2. Reservas de vitamina D maternas escasas, 3. Dieta materna deficitaria en vitamina D, 4. Niños escasamente expuestos al sol y excesivamente cubiertos de ropa, especialmente durante los meses invernales, 5. Clima poco soleado, 6. Etnias de piel oscura y raza negra, y poblaciones marginales y económicamente desfavorecidas.

La estrecha correlación positiva observada entre los valores plasmáticos de 25(OH)D de la madre y el recién nacido sugiere que las necesidades de vitamina D del recién nacido son dependientes fundamentalmente del estado de las reservas de maternas de colecalciferol. Por este motivo, se recomienda a las mujeres embarazadas además de una exposición regular al sol (cara y manos durante 15-20 minutos al día, 3 veces por semana), el suplemento sistemático de vitamina D con el aporte de una dosis diaria de 400 UI. Este aporte debe elevarse a 1000 UI/día o recurrir a la administración de una dosis única de 100.000 UI durante el tercer trimestre de la gestación ante la sospecha de que la madre gestante consuma una dieta deficitaria en vitamina D o se exponga insuficientemente al sol. Dicho suplemento no implica riesgo alguno para el feto ni para la madre y permite asumir que si la madre no es deficitaria, el feto va a disponer de una reserva de vitamina D suficiente al final de la gestación que le va a proteger de posibles carencias durante las primeras semanas o meses de vida. De todas formas en algunos estudios efectuados en Europa se ha observado que durante la época invernal y en primavera, muchas madres y sus recién nacidos presentan niveles bajos de 25(OH)D en plasma, indicando la existencia de unas reservas escasas de vitamina D.

Existe unanimidad, según recientes estudios publicados, en que parece adecuado seguir la recomendación de la profilaxis del raquitismo con vitamina D desde el nacimiento.[8] En el lactante alimentado al pecho el contenido de 25(OH)D es demasiado bajo para asegurar las necesidades. La mayoría de autores evalúan las necesidades diarias de vitamina D entre 100 y 400 UI/día. La existencia de fórmulas lácteas adecuadas de primera y segunda infancia suplementadas con vitamina D, debería reducir el suplemento vitamínico durante el periodo de utilización de estas leches. Recientemente la Academia Americana de Pediatría se ha pronunciado en este sentido y ha recomendado la administración de un suplemento de 400 UI/día de vitamina D para prevenir el raquitismo durante la infancia y adolescencia en las circunstancias siguientes: 1.Todos los recién nacidos que siguen lactancia materna exclusiva, 2. Lactantes en fase de destete y hasta que reciban más de 500 ml/día de leche de fórmula suplementada con vitamina D, 3. Todos los lactantes que siguen lactancia artificial y que toman menos de 500 ml/día de fórmula suplementada con vitamina D y 4. Niños y adolescentes con escasa exposición solar, que toman menos de 500 ml de leche fortificada con vitamina D. [177]

De todos modos, la profilaxis mediante la administración cotidiana de vitamina D puede plantear problemas prácticos como es la degradación de la actividad de las soluciones de vitamina D por malas condiciones de preparación o almacenamiento (degradación a causa de la luz o el calor especialmente), o el abandono de su administración por olvido. Por este motivo algunos autores abogan por la administración de una única dosis de 200.000 UI (5 mg) de vitamina D cada 6 meses hasta la edad de 18 meses. En países con escasas horas de insolación anual, la administración de una o dos dosis de 100.000 UI (separadas con un intervalo de dos meses) al inicio del invierno parecen ser suficientes para prevenir la carencia en el adolescente con insuficiente exposición al sol). En el recién nacido prematuro, la Academia Americana de Pediatría, AAP, recomienda una dosis profiláctica diaria de vitamina D de 400 UI/día, mientras que la Sociedad Europea de Nutrición y Gastroenterología Pediátrica, ESPGAN, recomienda una dosis de 800-1600 UI/día.

La Generalitat de Catalunya, Departament de Salut, 2005, recoge en el (Protocol del nen sa, atenció als infants immigrants):

-<u>Prevención farmacológica en lactantes</u>: vitamina D 400 – 1000 UI/día (según el grado de insolación) Vigilar el riesgo de sobrepasar estas dosis o abandonar la profilaxis.

Tal como se ha comentado anteriormente, otra alternativa es la administración de 100.000 UI, única dosis oral cada 3 meses, hasta los 18-24 meses, o dosis menores pero equivalentes si es cada 2 meses.

Seguir con 100.000 UI al principio del invierno hasta los 5 años.

Reducir las dosis de manera proporcional si toman lactancia artificial y vigilar el aporte de harinas ricas en fósforo, además de recomendar la exposición solar y aumentar el aporte de calcio.

-Prevención farmacológica en adolescentes: Si la exposición al sol es insuficiente administrar vitamina D 400 – 1000 UI/día o 2 dosis de 100.000 UI separadas 1 – 2 meses al principio del invierno.

- **El Comité de Nutrición de la Asociación Española de Pediatría** recomienda recientemente 400 UI/día en lactantes menores de 1 año y 600 UI/ día para el rango de 1 a 18 años. [11]

1.4 ANEMIA NUTRICIONAL

El concepto de anemia nutricional viene definido como una disminución del número de hematíes y de la cifra absoluta de hemoglobina. [178] La OMS define el término de anemia cuando las cifras de hemoglobina son menores a 11 g/dl en niños menores de 5 años.[179]

El déficit de hierro es la causa más frecuente de anemia en la infancia y el déficit nutricional más frecuente del mundo. No debemos olvidar su papel en fallos de desarrollo psicomotor y cognitivo. [180,181]

La edad de riesgo de la ferropenia es en niños menores de 5 años y especialmente menores de 2 a 3 años ya que actúa negativamente sobre la maduración del sistema nervioso tanto en su desarrollo morfológico como funcionamiento bioquímico.[182]

Merece especial mención dentro de grupos de riesgo los lactantes hijos de madres diabéticas, prematuros y niños con sobrepeso en los que se han encontrado menores depósitos y menor contenido de hierro a nivel del SNC. [183]

La etiología frecuente en la infancia se debe a diferentes factores.[179, 183]:requerimiento elevado por crecimiento, infecciones recurrentes, errores dietéticos y/o ingesta insuficiente, escasez de depósitos, perdida excesiva, alteraciones congénitas y otras como la anemia fisiológica del lactante y las diferencias hematológicas según la edad del niño.

En la anemia ferropénica se produce un fracaso de la función hemopoyética medular al no disponer de la cantidad necesaria de hierro para la normal hemoglobinosíntesis. Es una anemia microcítica e hipocrómica.

El hierro es un metal imprescindible para la hemoglobinogénesis. En el plasma se encuentra en muy pequeñas cantidades (0.08% de todo el hierro del organismo).[184] Circula vehiculizado por la transferrina.

En los niños las necesidades medias diarias en condiciones fisiológicas oscilan alrededor de los 5 mg. Se absorbe especialmente a nivel duodenal. [184]

1.4.1 Metabolismo del hierro

1.4.1.1 Ciclo exógeno

- **Ingreso**: La ingesta inadecuada de hierro en lactantes es una causa frecuente de déficit. Precisan una cantidad de hierro adicional para el incremento de la volemia que acompaña al crecimiento y para establecer los depósitos férricos. Un lactante de 1 año precisa una ingesta de hierro de alrededor de 8 mg/día, que es casi la misma que la de su padre (9mg /día) y la mitad que la de su madre (15 mg / día). [178]

El hierro procede de:

- Leche materna, se absorbe un 50 %
- Formulas de de leche maternizadas
- Leche de vaca contiene más hierro que la leche materna, pero se absorbe un 10%
- Los alimentos sólidos que se introducen tras el destete.
- Los cereales que se suplementan con hierro pero sólo se absorbe un 10 %

La ferropenia se desarrolla en lactantes en los que se introduce el aporte de sólidos más allá de los 6 meses o en aquellos que consumen grandes cantidades de productos lácteos.

La absorción de hierro aumenta si la ingestión se produce combinada con vitamina C, fructosa (frutas, miel, tomate, cebolla), ácido cítrico (naranja, mandarina, limón, pomelo) y se inhibe por la ingesta de fitatos e inositol-fosfatos (salvado, avena, arroz, cacao, legumbres), fosfatos y calcio (leche de vaca o derivados lácteos), fibra (verduras) y taninos y fenoles fijadores de hierro (cacao, infusiones de té).[185, 186]

Es importante que la alimentación para el lactante no sea a base de leche de vaca sin modificar, ya que su contenido en hierro y la absorción es pobre. El contenido en hierro de la leche materna es similar al contenido de la leche de vaca, pero la biodisponibilidad es de un 70 % en la leche materna frente a un 30% de la leche de vaca.[187]

Los alimentos de origen animal poseen mayor cantidad de hierro y su absorción es mejor.[188,189,190,191,192,193]

El contenido de hierro de una dieta en un país de desarrollo es de unos 6 mg/1.000 calorías.[187]

Las leches adaptadas están enriquecidas y llevan de 9 a 10 mg/L. De los alimentos no lácteos, la mayor absorción de hierro ocurre en el caso de la carne bovina (25%), seguida del hígado (15%) y del pescado (10%).

- **Absorción:**

El hierro se encuentra en los alimentos principalmente en forma de complejos férricos y, en pequeñas cantidades formando parte del grupo "hem" (hemoglobina y mioglobina), absorbiéndose el 5-10% del ingerido. En el estomago debido al ácido clorhídrico el hierro se reduce de la forma férrica a la ferrosa ($Fe^{+++} \rightarrow Fe^{++}$). La absorción se realiza fundamentalmente en el duodeno, gracias a diversas proteínas para formar ferritina, donde el hierro se encuentra en forma oxidada (Fe^{+++}). En una segunda fase la ferritina, tras una reducción enzimática, se desdobla en apoferritina y Fe^{++}, el cuál pasa a la sangre a través del polo vascular del enterocito. La apoferritina queda libre y vuelve al polo luminar para ligar un nuevo átomo de hierro.[194]

Aumentan la absorción de hierro:

- El ingreso elevado de hierro
- Hierro en forma reducida, Fe^{++}
- Dieta rica en sustancias reductoras que reducen el hierro de los alimentos a formas ferrosas
- Todas las situaciones que aumenten la actividad eritropoyética (anemia hemolítica, hemorragias, altura)

Reducen la absorción de hierro:

- La presencia en la dieta de sustancias que forman sales insolubles con el Fe (ácidos biliares, fosfatos, oxalatos, carbonatos, fitatos, y la geofagia) , sustancias que comparten su mecanismo de absorción intestinal (diversos metales, cadmio, cinc, cobre) y la administración de agentes quelantes.

- **Transporte plasmático:**

La mayor parte del hierro plasmático se encuentra unido a una beta-globulina, transferrina.[194] La concentración normal de sideremia es de 40-120 mg/dl, variando con la edad y diferentes circunstancias. Una pequeña cantidad del hierro plasmático está unido a una apoferritina, constituyendo la ferritina[194] plasmática (12-250 ng/ml) que es un fiel reflejo del estado de reservas titulares de Fe. [182]

- **Distribución:**

Plasma: Es el hierro sérico y representa un 0,15% – 0,25 % del total

Hematíes y eritroblastos maduros: Es el hierro hemoglobínico y constituye el 65 – 70 %

Músculos: Representa un 4 – 5 %

Células: 0,3 – 1,0 % del total

Depósitos: Constituyen un 25 – 30 % del total

- **Pérdidas:**

Representan en la infancia unos 3-0,5 mg/día. Se realizan por heces, orina y piel.

1.4.1.2 Ciclo endógeno

Los hematíes al cabo de unos 120 días de vida son eliminados de la circulación por las células del SER, situadas especialmente en médula ósea, hígado y bazo. En ellas se realiza el catabolismo de la hemoglobina: el anillo porfirínico da lugar a la bilirrubina, y el sistema redox libera Fe^{++}, el cual se acumula en parte en forma de ferritina y en parte es eliminado al plasma unido a la transferrina. [178]

1.4.2 Etiología y patogenia de las ferropenias

1. **Infecciones**

Derivación del hierro al sistema inmunitario. Las infecciones agudas en general, tienen mayor incidencia en niños con anemia ferropénica y evolucionan mejor cuando se tratan con hierro. [195]

Hay asimismo una disminución de algunas pruebas de sensibilidad cutánea.

2. **Parásitos intestinales**

La anemia ferropénica debido a la malabsorción de hierro y la hiperplasia nodular linfoide del duodeno (NLH) ha sido descrita en niños con infección por Giardia lamblia.[196]

Existe una asociación entre la anemia por deficiencia de hierro, las infecciones parasitarias desatendidas y los factores socioeconómicos en niños de zonas rurales del oeste de Malasia, en un estudio realizado en niños de 1 a 6 años de edad, 254 (46,2%)

varones y 296 (53,8%) niñas. La prevalencia general de helmintos fue de 76,5% que comprende Trichuris trichiura (71,5%), ascaris lumbricoides (41,6%) y la infección por anquilostomas (13,5%).[197] La anquilostomiasis, que se caracteriza por anemia severa con alteración del desarrollo cognitivo y retrasos de crecimiento.[198, 199]

3. Crecimiento

Cada kg de ganancia de peso representa el aumento de 34-45 mg de hierro en el organismo. En el primer año de vida se necesitan unos 0,6 mg/día y entre los 2 años y la pubertad 0,3 mg/día. Es evidente que en la primera infancia existe mayor incidencia de ferropenia.[200]

4. Carencia nutritiva

Los niños que reciben únicamente alimentación láctea acaban padeciendo anemia ferropénica debido a su bajo contenido de hierro, (menos de 1,0 mg/l).

A partir de los 6 meses de edad, todos los niños deben recibir un aporte suficiente de alimentos ricos en hierro con alimentación complementaria de carne o alimentos fortificados con hierro.[200]

Dado que la carencia de hierro produce atrofia de las vellosidades intestinales, en la ferropenia de origen nutricional se produce una malabsorción secundaria que agrava el proceso.

5. Pérdidas de hierro por hemorragias

Es una de las posibilidades de ferropenias, frecuentemente de forma larvada, hemorragias debidas a diferentes procesos, diverticulitis de Meckel, úlcus péptico, pólipos intestinales, enfermedad inflamatoria intestinal, angioma.

6. Otros mecanismos

Exceso de ejercicio físico, la malabsorción intestinal, malnutrición, hepatopatías o sencillamente el exceso de chocolate puede inhibir la absorción de hierro.[200]

1.4.3 Efectos de la ferropenia

Durante los 2 primeros años de vida y debido al rápido crecimiento cerebral la vulnerabilidad del mismo a expensas de la ferropenia es máxima, pudiendo afectar tanto a su desarrollo morfológico como a su funcionamiento bioquímico. [201]

Es sabido, a partir de estudios realizados en animales de experimentación, que los oligodendrocitos precisan hierro para la mielinización de las neuronas implicadas en la visión y la audición entre otros sistemas sensoriales. También se han descrito alteraciones morfológicas en las áreas cerebrales de la memoria a nivel del hipocampo y núcleo estriado. [202,203] A nivel de las funciones neuroquímicas, afecta a los sistemas dopaminérgicos, serotonina y noradrenalina que están relacionados con el desarrollo del comportamiento, control motor, aprendizaje y memoria.[204]

Los resultados de los potenciales evocados auditivos y visuales se encuentran disminuidos en comparación con niños control sanos.[205, 206]

Estudios llevados a cabo en animales y en niños sugieren que los efectos negativos de la ferropenia durante la etapa intrauterina y la primera época de lactante persisten a largo plazo a pesar de la restitución posterior de un adecuado nivel de hierro. [204,207]

Actualmente se dispone de datos que justifican la administración de hierro por su efecto beneficioso sobre el desarrollo mental del niño, pero con efectos significativamente inferiores sobre al área motriz.[185] Estos efectos se observan en niños mayores de 2 años, pero no en edades inferiores. [201, 208,209] Queda por aclarar si los efectos debidos a la ferropenia sobre el desarrollo mental o sobre edades más tempranas son reversibles o irreversibles, cuestión que está en fase de revisión/investigación.[210]

El déficit de hierro resta capacidad para el ejercicio aeróbico, debido a la reducción del transporte de oxígeno y que al parecer se recupera al corregir la ferropenia.[211] Los suplementos de hierro pueden tener un efecto positivo sobre el rendimiento físico de los niños, tal como se evaluó a través de la tasa cardíaca durante el ejercicio posterior en pacientes con anemia, se observó que los niveles de lactato en sangre disminuyeron y mejoró el tiempo de la resistencia caminadora. En vista de la limitada disponibilidad de datos, este hallazgo no puede considerarse concluyente.[212]

En niños con ferropenia existe una afectación de su sistema inmunológico porque a nivel leucocitario existe una menor capacidad de neutralizar patógenos, existe una disminución de células que producen inmunidad celular y la respuesta cutánea a los diferentes antígenos se encuentra reducida.[213] Sin embargo frente a la malaria esta descrito que los niños con unos buenos niveles de hierro padecen un aumento de la morbilidad y mortalidad de causa infecciosa. [210] Los suplementos orales de hierro en los niños pequeños en regiones palúdicas pueden conducir a un mayor riesgo de infecciones graves o la muerte, especialmente en aquellos que poseen unas reservas óptimas.

La ferropenia produce una alteración en la termorregulación adaptativa frente a los ambientes fríos, a pesar de que cursen sin anemia, debido a alteraciones en la función tiroidea, y metabolismo de las catecolaminas y otros neurotransmisores.[214]

Algunos estudios sugieren que la ferropenia puede producir alteraciones del sueño en los lactantes, con anormalidad en los electroencefalogramas y afectación de la memoria y plasticidad cerebral pudiendo representar interferencias con una óptima función cerebral tanto en los periodos del sueño como de vigilia.[215]

Varias observaciones han relacionado la ferropenia con las apneas del lactante que mejoran con el tratamiento con hierro. La respuesta a la terapia con hierro estaba fuertemente correlacionada con la mejora en los índices de sangre.[216]

1.4.4 Prevención de la ferropenia

La lactancia materna exclusiva es suficiente durante el primer semestre de vida, pero a partir de este momento si no se introduce una alimentación complementaria se produce un estancamiento ponderal y si se prolonga en el tiempo una afectación de la talla. La leche materna no es suficiente para cubrir las necesidades nutritivas del lactante en cuanto a hierro y vitamina D, produciéndose, debido a insuficiencia de aportes nutritivos adecuados, un déficit de los niveles de vitamina D e iniciándose una ferropenia. [200, 217,218]

La OMS recomienda la introducción de carne, pescado o huevo diariamente como alimentación complementaria, debido a que los alimentos de origen vegetal no aportan los suficientes niveles de hierro.[219] La introducción de la carne a partir del sexto mes pone de manifiesto mejores valores de indicadores del desarrollo psicomotor y de comportamiento. [220]

Se recomienda la administración de hierro oral a dosis de 1 mg/kg/día en lactantes mayores de 6 meses que no sigan una dieta adecuada. [221]

1.4.5 Fuentes dietéticas de hierro

Alto contenido de hierro de algunos alimentos: [222] *(Tabla 5)*

Alimentos : mg de hierro por 100 gr		
CARNES	Caballo	7
	Buey	5
	Ternera	1,6 – 2,6
	Lomo de cerdo, pierna de cordero	1,8
	Pollo, conejo	1,5
EMBUTIDOS	Bacón	1,2
	Jamón Cocido	2,1
	Jamón Serrano	2,3 - 3,2
	Lomo Embuchado	3,7
	Paté	5,5
PESCADOS, CRUSTÁCEOS	Pescado Azul	1 - 1,3
	Pescado Blanco	0,7 - 1,1
HUEVOS	Huevos	2,2

Tabla 5 - Contenido de Hierro en algunos alimentos

Alimentos que deben evitarse en cantidades excesivas en los lactantes: [223]

- Leche de vaca
- Té: La tanina inhibe la captación de hierro
- Alimentos ricos en fibra: los fitatos inhiben la absorción de hierro

1.4.6 Características clínicas de la ferropenia

Los lactantes y los niños pequeños suelen permanecer asintomáticos hasta grados extremos de descenso de Hb < 7 g/dl. Aparecen signos de cansancio, palidez de piel y mucosas. Algunos niños presentan el fenómeno de "pica", ingesta de tierra, tiza, gravilla.

Existe déficit intelectual y de comportamiento. [223]

<u>*Diez hallazgos de laboratorio en la ferropenia, en un orden cronológico aproximado*</u>[178]

1. Descenso de la ferritina sérica
2. Disminución de la sideremia
3. Aumento de la transferrina sérica
4. Acumulación de protoporfirinas eritrocitarias libres
5. Microcitosis
6. Descenso de la concentración de Hb, menor Hb corpuscular media y volumen corpuscular medio
7. A la microcitosis se añaden poiquilocitosis e hipocromía
8. Disminución del recuento absoluto de reticulocitos. Posibles normoblastos
9. Trombocitosis ocasional con cifra normal de leucocitos. A veces trombocitopenia
10. Médula ósea hipercelular por hiperplasia eritroide, con normalidad de megacariocitos y serie blanca. Negatividad de la tinción férrica en las células reticulares de la médula.

Las determinaciones de deben realizar cuando no se está recibiendo tratamiento sustitutivo.

Existen variaciones cuantitativas a lo largo del día.

Causas de aumento o hemocromatosis, que en nuestro estudio no es el caso, son debidas a causa genética (mutaciones del gen HFE), hepatopatía alcohólica o tratamiento quimioterápico antineoplásico.

Otras causas de disminución o ferropenia son habituales en la infancia en el periodo de 6 meses hasta los tres años aproximadamente debido a infecciones de repetición, falta de ingesta apropiada como dieta vegetariana o en niños alimentados con leche o derivados solos o enriquecidos con cereales, arroz, durante mucho tiempo: [178]

- Menor de 6 meses por prematuridad debido a depósitos disminuidos o perdidas de sangre perinatal.
- De 6 a 24 meses la causa más habitual es la nutricional.

- Mayor de 24 meses por pérdidas de sangre y como hemos comentado a dietas pobres en carne y exceso de leche de vaca fresca.

El estado férrico del niño depende de:

- Aumento de las necesidades: Menor de un año, pubertad.
- Disminución del aporte: Dieta, antiácidos, competencia con otros metales, disfunción del epitelio intestinal como la enfermedad celiaca.
- Depósitos de hierro insuficientes o inaccesibles: Pérdidas hemorrágicas (gastritis, enteritis, divertículo de Meckel), parasitosis, enfermedades crónicas o infecciones de repetición.

La sideremia es normal en la betatalasemia a pesar de la microcitosis. Recordemos que tratamos con una población con elevado porcentaje de betatalasemia. (En el presente estudio no se detecta ningún niño afecto de betatalasemia en la población estudiada).

1.4.7 Pronóstico

Entre las consecuencias clínicas de la ferropenia se presta especial atención a la repercusión sobre el SNC: irritabilidad, espasmos del llanto, déficit de atención, dificultades para el aprendizaje escolar, el insomnio y el síndrome de las piernas inquietas. Se ha comprobado que la memoria y el rendimiento escolar mejoran con una ferroterapia durante dos meses.[178]

1.4.8 Tratamiento

En la mayoría de los niños, el tratamiento se basa en las recomendaciones dietéticas y en los suplementos de hierro oral. [224]

1. **Etiológico:** una alimentación inadecuada, ejercicio excesivo, malabsorción, infecciones de repetición, parasitosis, divertículo de Meckel.
2. **Dietético:** es aconsejable el aporte de alimentos ricos en hierro como la carne roja y vigilar el exceso de productos lácteos.
3. **Farmacológicos:** la vía oral es la de elección. Se administra hierro en forma de sulfato ferroso, gluconato ferroso o fumarato. Hierro elemental a las dosis de 4 – 6 mg / kg / día repartida en 3 tomas de preferencia con la comidas y con vitamina C, durante 3 meses no sólo para corregir las cifras de hemoglobina, sino para llenar los depósitos.

Si el cumplimiento es bueno la Hb debe aumentar a un ritmo de 0,4 -1 g/dl por semana.

Las necesidades basales según la Academia Americana de Pediatría (AAP): [224]

- Recién nacido a término 1 mgr/kg/día (máximo 15 mg) hasta los 3 años
- Recién nacido pretérmino 2 mgr/kg/dia (máximo 15 mg). No empezar más tarde del 2º mes siempre que sea mayor de 2 kg.
- Entre 4 – 10 años < 10 mgs/kg/dia. Una dieta correcta o con alimentación suplementada con Fe, como es frecuente, puede ayudar a la prevención de la ferropenia y sus consecuencias.

2 HIPÓTESIS

Hipótesis general

Esta investigación quiere poner de manifiesto si las costumbres sociales y culturales y los estilos de vida propios de las poblaciones inmigrantes de países en vías de desarrollo que residen en España tienen un papel determinante en el riesgo de presentar estados de malnutrición y carencias nutricionales de vitamina D y hierro en niños menores de tres años de edad.

Hipótesis concretas

1 - El estudio de los parámetros antropométricos de la población infantil de Salt (Girona) puede poner de manifiesto la existencia de una malnutrición en los niños inmigrantes de países en vías de desarrollo.

2 - Una insuficiente exposición corporal al sol de estas poblaciones y el mantenimiento de su alimentación tradicional de bajo contenido de vitamina D puede ser determinante en el desarrollo de un déficit de vitamina D.

3 - Evaluar si la suplementación sistemática de vitamina D a dosis de 400 UI/día en las poblaciones inmigrantes que reciben esta práctica de forma habitual determina un menor riesgo de padecer estados de deficiencia de vitamina D y de raquitismo carencial.

4 - Determinar si las costumbres y los hábitos alimentarios de las poblaciones inmigrantes pueden ser factores favorecedores o determinantes del desarrollo de estados deficitarios de hierro.

3 OBJETIVOS

Objetivo general

Determinar si los hábitos alimentarios, el estado nutricional y los parámetros bioquímicos que son orientativos de la existencia de un estado carencial de vitamina D y de hierro difieren entre la población infantil autóctona de Salt (Girona) de edad inferior a 3 años y la población infantil inmigrante de países en vías de desarrollo de origen magrebí, subsahariano, centroamericano e indio que residen en el mismo municipio.

Objetivos concretos

1 - Evaluar la existencia de malnutrición mediante análisis retrospectivo y en el momento de efectuar el estudio de los parámetros auxológicos recogidos en la historia clínica de cada niño.

2 - Conocer los hábitos alimentarios de cada grupo étnico mediante encuesta nutricional

3 - Conocer las costumbres y estilos de vida de estas poblaciones y evaluar mediante encuesta el tiempo de exposición solar de cada niño.

4 - Determinar las concentraciones plasmáticas de calcio, fósforo, vitamina D, PTH, fosfatasa alcalina, hematimetría, sideremia y ferritina en estas poblaciones.

5 - Estimar la prevalencia de déficit de vitamina D, de raquitismo y de anemia ferropénica en la población infantil estudiada.

6 - Establecer si es preciso realizar una analítica sistemática de estos parámetros bioquímicos en las poblaciones inmigrantes para identificar estados carenciales en vitamina D y hierro.

7 - Valorar la necesidad de suplementar con vitamina D a toda la población.

4 PACIENTES Y MÉTODOS

4.1 Pacientes:

La población de SALT – Girona, posee 29.527 habitantes según consta en el censo de Ayuntamiento del 30/6/07 que es el momento en el que se planifica el presente estudio. De éstos, 11.206 habitantes provienen de la inmigración de otros países, lo que representa que un 38 % de la población censada en Salt es inmigrante y procede de 71 nacionalidades entre las que predomina mayoritariamente:

- Marruecos con 4.296 lo que detalla un 38,4 % de la población inmigrante.
- Países subsaharianos que se distribuye de la siguiente manera: Gambia con 1592 inmigrantes que representa un 14,21% de la población inmigrada y Senegal con 440 constituye una inmigración de un 3,93 %.
- El resto de los países se distribuyen entre Centroamérica, India, China y países del este de Europa.

El 12,26 % de la población total son niños en edades inferiores a los 10 años.

En el momento de iniciar el estudio se contabiliza una población infantil de 6.643 niños menores de 15 años en la población total de Salt, de los cuales 1586 son menores de 2 años de edad.

Atendiendo a que la mayoría de la población inmigrante es magrebí y subsahariana podemos describir algunos patrones que se repiten.

La mayoría de las familias son definidas como "estructuradas" ya que en pocos casos existe separación matrimonial. Se mantiene el patrón de trabajo fuera de casa por parte del padre mientras la madre se ocupa del cuidado de la familia.

El tipo de trabajo de los padres, en las fechas en que se realizó la recopilación de datos, es de forma mayoritaria en empleos de la construcción, jardinería, mataderos o industrias alimentarias. Las madres inmigrantes de origen magrebí o subsahariano no suelen realizar trabajos remunerados, quedando encargadas exclusivamente del cuidado de los hijos. Prácticamente todos ellos pertenecen al grupo denominado "personal no cualificado" con falta de formación a nivel profesional. Algunas de las familias tienen estudios primarios y un alto porcentaje entran dentro del concepto de analfabetismo.

El idioma es un problema grave de incomunicación que obliga a mantener conversaciones a través de mediadores culturales o diferentes personas del mismo origen étnico a quienes se les pide ayuda para poder dar una información básica de normas de puericultura, de los diferentes tratamientos farmacológicos o simplemente poder explicarles qué tipo de patología padece el niño.
Los hábitos alimentarios y culturales son diferentes a los nuestros. El exceso de ropa que cubre gran parte de su superficie corporal o la falta de salidas hacia lugares soleados como la playa o la montaña, unido al incumplimiento de los horarios establecidos para poder realizar las visitas médicas concertadas y el control de determinadas enfermedades, así como la barrera linguística que nos dificulta explicar las ventajas de cuidados adecuados, hace difícil pensar que el niño estará convenientemente atendido y correctamente alimentado. [10]
La religión separa y modifica hábitos culturales. Una mayoría de niños al llegar a la edad cercana a los 11 años se marchan para estudiar el Corán y cuando regresan han de recomenzar los cursos que previamente abandonaron, lo que provoca una regresión en la formación de una cultura general que es propia de nuestra sociedad y problemas de integración. Deben convivir en el colegio con otros compañeros de clase, diferentes a los que habían conocido con los que ya habían estrechado lazos de amistad y establecido la sensación de pertenecer a un "grupo". [42]

La época de Ramadán es un paréntesis que predispone a los adolescentes y a la mayoría de las madres que amamantan o están embarazadas a realizar un ayuno diurno que perjudica como consecuencia la alimentación de los más pequeños. La lactancia materna habitualmente fracasa si la madre continua a pesar de nuestras recomendaciones ya que durante esta etapa es conveniente que el aporte energético debe ser sistematizado. Esto obliga a sustituir la lactancia natural por una lactancia artificial, con los problemas añadidos de falta de medios económicos que hacen necesario solicitar a los servicios sociales ayuda financiera para poder adquirirla. Todas estas características hacen que estos niños difieran en mayor o menor grado de los nuestros y merezcan un especial y cuidadoso estudio tanto sociológico como médico.

4.1.1 Análisis previo

Durante el periodo de dos años se ha realizado una recogida de datos en 310 niños que viven en la población de SALT, de diferentes etnias y agrupados básicamente en 6 grupos:

Autóctonos, Magrebís, Subsaharianos, Centroamericanos, India y China.

1- Se planifica un estudio sistemático en la población pediátrica de origen autóctono e inmigrante. La franja de edad que se ha elegido es desde el nacimiento hasta los 3 años puesto que se considera la época de mayor riesgo en cuanto a parámetros de desnutrición[225], dando especial énfasis a la población inmigrante de origen subsahariano y magrebí que es la que predomina en mayor número en nuestro medio.

2- Se incorporan al estudio, de forma sucesiva, todos los niños que siguen el control en nuestra consulta pediátrica.

3- Se recogen de forma paulatina los datos antropométricos.

4- Se hace una valoración clínica del estado nutricional y de la composición corporal, vigilando signos clínicos compatibles con raquitismo.

5- Se realiza la extracción de muestras de sangre para el estudio. Las determinaciones de hemograma y bioquímica general (calcio, fósforo, fosfatasa alcalina, 25(OH)-vitamina D, 1,25 (OH) vitamina D, PTH, sideremia, ferritina, transaminasas, albúmina, prealbúmina, colesterol, triglicéridos.) se efectuaran en el laboratorio de referencia del Área Básica de Salt, Hospital Dr. Josep Trueta de Girona.

6- Previamente al examen se proporciona una hoja de consentimiento informado, en la que se explica a los padres el motivo del estudio y todo lo referente a los cuidados de confidencialidad del mismo. Explicándoles que en el momento que rechacen su participación se procederá a la destrucción de todos los datos. También se les informará del resultado final del estudio a petición de ellos. (Según modelo que adjuntamos en anexos).

7- En el momento de la exploración se recogen los datos de antecedentes epidemiológicos (nivel de estudios y nivel económico de los padres, tipo de vivienda, número de personas que conviven en la misma, hábitos alimentarios, tóxicos como alcohol, tabaco u otros, tipo de ejercicios, gimnasia o deportes que realizan regularmente, religión que practican, idioma empleado con el niño y grado de inserción/aceptación de nuestra sociedad).

8- Se realiza una encuesta alimentaria y de antecedentes personales:

- Tipo de lactancia: materna, artificial, duración de la misma e introducción de alimentación complementaria.
- Profilaxis con vitamina D, en el caso de realizarla.
- Encuesta alimentaría para calcular ingesta de calcio, vitamina D, Fe y proteínas.
- Encuesta de exposición al sol.

Las encuestas a los padres o familiares responsables han sido realizadas siempre por la misma persona. El modo de hacerlo para que resulte compresible y útil es a través de mediadores culturales, dibujos o programas de ordenador con el fin de de obtener una máxima fiabilidad.

La exploración clínica también se efectúa por la misma persona.

Los datos clínicos del niño que se recogen del niño el día de la exploración son los siguientes:

El historial clínico, los valores antropométricos, la encuesta alimentaria y posteriormente se procede a la extracción de la analítica de sangre.

4.1.2 Población muestra estudiada

La población estudiada se compone de una muestra de un total de 310 niños sanos, *(Figura 6)*, elegidos al azar y que acuden a la consulta por diferentes patologías que merecen estudio pero a priori de carácter banal y se aprovecha la extracción para medir otros parámetros bioquímicos como la dosificación de calcidiol, calcitriol, PTH, prealbumina, sideremia y ferritina, con el propósito de investigar rasgos bioquímicos de desnutrición o malnutrición.

Hemos elegido una muestra de niños menores de tres años considerando que es la edad de riesgo de anemias ferropénicas y raquitismo.

4.1.3 Distribución de la muestra

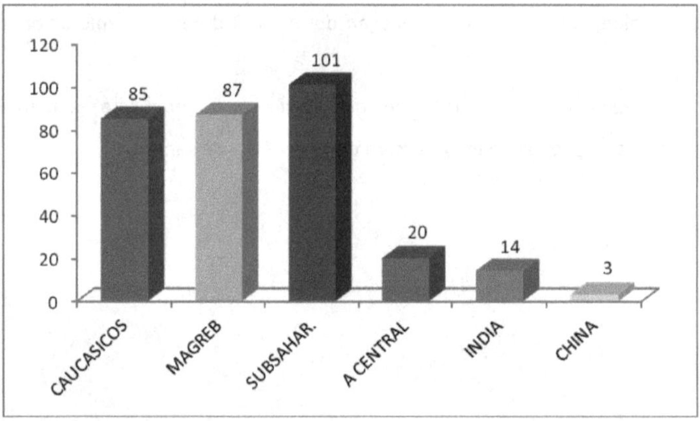

Figura 6 - Distribución población estudio

La población **caucásica** se distribuye en 81 niños de origen español y se contabilizan 4 niños de origen rumano. Dado que las diferencias étnicas en cuanto a color de la piel, cultura y hábitos alimentarios son similares se incluye todo el conjunto dentro del grupo de origen caucásico.

La población **magrebí** se compone de 87 niños procedentes del norte de África y prácticamente todos de Marruecos, excepto 1 niño que es de origen argelino. La mayoría según se recoge en la anamnesis proceden de familias de zonas rurales y económicamente deprimidas.

La población **subsahariana** se compone de 101 niños y se distribuye entre diferentes países *(Figura 7)*.

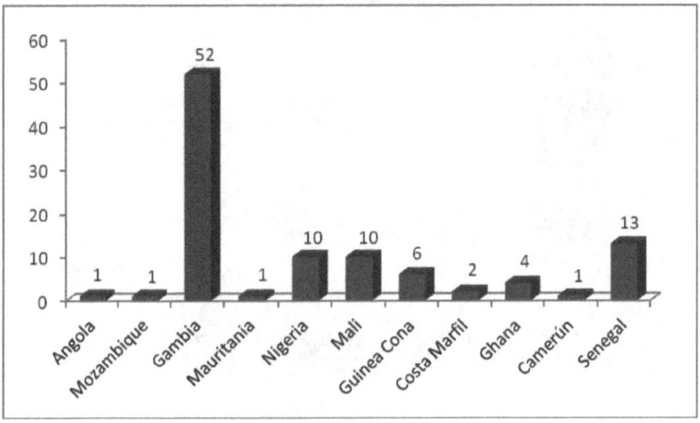

Figura 7 - Distribución población subsahariana

Gambia predomina significativamente, seguida en número de niños de estudio por Senegal, Nigeria, Mali, Guinea Conakry, Ghana, Costa de Marfil, Mauritania, Angola, Mozambique y Camerún.

Se decide agruparlos dentro del concepto de subsaharianos a todo el grupo porque comparten una cultura similar en cuánto hábitos alimentarios, vida al aire libre, clima y coloración de su piel, lo que permite una valoración semejante de la absorción de Vitamina D a través de la radiación solar.

En todos estos países es donde el índice de mortalidad infantil por debajo de los 5 años y con mayor incidencia por debajo de los 3 años es más elevada debido sobre todo al déficit de aporte energético y enfermedades asociadas como la parasitosis, diarreas y otras infecciones más serias como la malaria que se suman al deterioro del organismo, contribuyen negativamente a su desarrollo y les aproxima a los estados de marasmo y kwashiorkor.

En la población **centroamericana** se obtiene una muestra de 20 niños, distribuidos entre Honduras que predomina en el número de población de nuestro estudio y a continuación Brasil, Colombia, Ecuador y Bolivia, *(Figura 8)*.

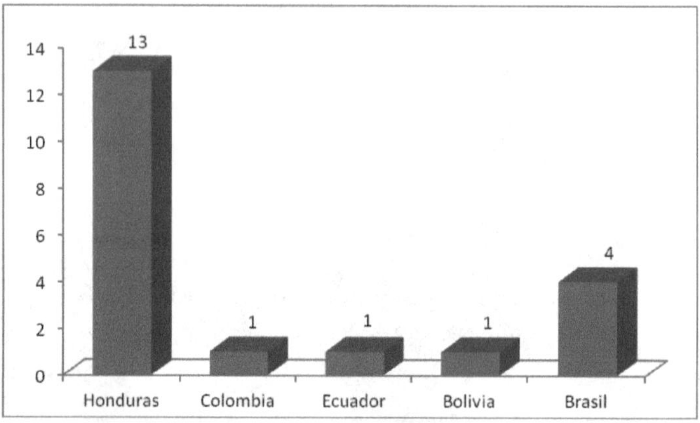

Figura 8 - Distribución de la población centro-americana

En este grupo interesa de manera especial, tanto la talla al nacimiento como la respuesta posterior, para averiguar si estos niños que han nacido en nuestro país con los mismos hábitos que los de origen caucásico presentan una talla similar o por lo contrario se demuestra que la población centroamericana continua con una talla en percentiles inferiores a la población autóctona, no modificable a través de la alimentación y por tanto predomina la carga genética como única causa.

La población **india** se compone de 14 niños:
India 12 y Pakistán 2

El resto de la población estudiada es de origen **chino**, y no la incluimos porque el número muestra no es representativo.

4.2 Metodología

Se distribuye el estudio en la recogida de los siguientes parámetros:

1. Parámetros antropométricos:

- Peso
- Talla
- IMC o Quetelet

2. Parámetros bioquímicos:
   - Determinación de Vitamina D, PTH, Ca, P, F. Alcalina.
   - Determinación de Fe, Ferritina, Hb, Hto.
   - Se han recogido los pesos y las tallas de los cinco grupos al nacer y en el momento de la extracción.

Las medidas de peso, talla, la formula derivada índice de masa corporal, IMC, y desviación estándar a diferentes edades entre el nacimiento y los 3 años, se realizan en el momento de la exploración y de la entrevista. Hemos elegido este rango de edad, prácticamente todos los niños son menores de 3 años, (el 90% de la población de estudio presenta edades inferiores a los 3 años y un 10% entre los 3 y 5 años), porque es el periodo más lábil para que aparezcan los procesos patológicos propios de esta fase de la vida: episodios febriles, diarreas, afecciones respiratorias y diferentes enfermedades que justifican una alteración tanto auxológica como bioquímica. [225]

4.2.1 Historial Clínico

A cada familia se le realiza un historial clínico para evaluar antecedentes patológicos familiares y personales.

Se recogen los datos de filiación y se les asigna un número en el historial y la hoja de la analítica con el fin de preservar su intimidad.

Interesa conocer el lugar de nacimiento y la procedencia tanto familiar como del sujeto de estudio.

Fecha de llegada a nuestro país en el caso de haber nacido fuera del mismo.

Tipo de vivienda, número de personas que viven en la misma, nivel económico familiar y estar al corriente de la persona que se encarga de la atención y cuidado del niño.

Antecedentes Familiares:

- Etnia
- Religión
- Estudios
- Idioma materno y conocimiento de otros
- Ocupación laboral
- Alimentación de la familia
- Hábitos alimentarios

Antecedentes patológicos de la familia:

- Enfermedades crónicas, diabetes, alteraciones tiroideas, malformaciones.
- Ejercicio, gimnasia o deportes al aire libre.
- Hábitos tóxicos, como tabaco, alcohol o consumo de fármacos y la identidad de los mismos.

Antecedentes personales:

- Embarazo
- Parto
- Peso, talla y perímetro craneal al nacer
- Test de Apgar
- Lactancia materna y duración de la misma
- Introducción del gluten
- Introducción de la alimentación complementaria
- Alimentación actual
- Tiempo de exposición al sol cada día
- Profilaxis con vitamina D a dosis de 400 UI/día o 100.000 UI/3 meses

Exploración en el momento de la entrevista y de la analítica:

- Se hace una exploración física general y se recogen los datos para la valoración antropométrica, peso, talla e IMC.

4.2.2 **Estudio Auxológico**

Permite evaluar el estado de nutrición a través de la obtención de las diferentes medidas corporales. Es útil para valorar tanto la detección precoz de desviaciones de la normalidad, como la evolución y respuesta a un estado de malnutrición ya sea por exceso o por defecto.

De manera clásica en la consulta de pediatría, el peso y la talla, son los parámetros utilizados para valorar los estados nutricionales y de salud que posteriormente comparamos con gráficas de referencia. [39]

Existen otros parámetros para una valoración del crecimiento global como la medida de perímetro braquial, pliegues tricipital y subescapular para confeccionar índices derivados de ellos. [226]

En el presente estudio ha interesado la valoración antropométrica en los niños menores de tres años y de diferentes etnias, mediante métodos auxológicos básicos y analítica general de sangre. Por ello se utilizaron exclusivamente parámetros de peso, talla e índice de Quetelet o IMC y las desviaciones estándar derivadas, comparando los resultados con las gráficas del Estudio Transversal Español de Crecimiento 2008. [39]

4.2.3 **Metodología de la evaluación antropométrica**

La evaluación antropométrica requiere de una metodología sencilla pero que debe contemplar una técnica precisa a ser posible efectuada por el mínimo número de personas con un entrenamiento previo para recoger los parámetros con la máxima fiabilidad, y comparar los resultados con modelos estándares o modelos de referencia adecuados para la población estudiada [38,227,228,229,230]

- <u>Peso</u>:

Se ha utilizado para pesar a los lactantes: báscula pesa-bebes "Seca" que discrimina hasta 10 grs., colocando al niño desnudo en el centro de la báscula. Para los niños mayores de 2 años se utilizó una báscula de adultos de la misma marca que discrimina hasta 100 grs., el niño igualmente desnudo y descalzo. Previamente se comprueba la precisión de las mismas con el fin de obtener unos resultados que se ajusten al máximo a la realidad.

- *Talla*:

La medición de los niños menores de 2 años se realiza en posición horizontal, con un tallímetro de aluminio y de la marca "Seca" que discrimina hasta 1 mm colocado sobre la camilla. El niño en decúbito supino, la cabeza se debe mantener con los ojos mirando en posición vertical y las piernas bien extendidas con los pies en ángulo recto, se realizan tres mediciones seguidas y se recoge el promedio.

La medición de los niños mayores de 2 años se realiza con un tallímetro de idéntica marca que discrimina hasta 1 mm, adaptado a la pared en un plano vertical. El niño desnudo, descalzo, con los pies juntos. Pegado todo el cuerpo y la cabeza al soporte de forma que pase un plano imaginario denominado de Frankfurt, entre el borde inferior de la órbita y el margen superior del orificio auditivo externo. Se realizan tres mediciones seguidas y se escoge el promedio.

Se utiliza el peso, la talla y el índice derivado IMC para la evaluación del estado de nutrición: peso en kilogramos dividido por la talla al cuadrado en metros:

$$\text{IMC} = \frac{\text{Peso}}{\text{Talla}^2}$$

4.2.4 **Consentimiento informado**

Se informa al Comité de Ética e Investigación Clínica, para obtener su consentimiento siguiendo y respetando los requisitos de confidencialidad y de buena práctica clínica según las normas vigentes.

Se explica mediante entrevista y por escrito a los padres de todos los niños que van a participar en un trabajo de investigación de interés para ellos y para el resto de la población, respetando su decisión y su intimidad. Se les informa de que las historias clínicas y las analíticas quedarán guardadas y numeradas con la finalidad de preservar su privacidad.

La información se ofrece directamente mediante entrevista personal si comprenden el idioma y en el caso en que lo desconozcan y no sea posible la comunicación directa, la entrevista se realiza a través de mediador/a cultural.

4.2.5 Encuesta alimentaria

Se realiza una encuesta alimentaria familiar y del niño, preferentemente durante el primer año de vida hasta los 3 años, con la finalidad de detectar diferencias en aporte de nutrientes debido a las heterogéneas etnias, culturas y religiones.

Interesa saber el número de tomas diarias que realizan, así como la diversidad de las mismas que intervienen en el número total de calorías, la introducción de complejos vitamínicos y las horas de sol con o sin protección.

La alimentación infantil autóctona se basa en líneas generales en ofrecer lactancia materna durante el primer año de vida y una alimentación complementaria que se inicia a partir de los 4 a 5 meses de edad a expensas de fruta y/o cereales sin gluten.

Se introduce hacia el 6º o 7º mes la verdura, la carne y se retrasa hasta los 10 o 12 meses el aporte de la proteína de pescado y huevo.

La población de origen magrebí ofrece en general una pauta de alimentación rica en cereales y legumbres. Fibras, fitatos y taninos, que reducen la biodisponibilidad del hierro. Los productos de origen animal sólo aportan el 6% del valor calórico total.

La lactancia materna exclusiva es dificultoso que la sigan, obliga a realizar numerosas intervenciones a través de enfermería pediátrica para que la continúen durante el primer semestre de la vida del lactante y pese a ello de manera dudosamente cultural se observa que inician por cuenta propia una lactancia mixta-artificial y en algunos casos abandonan totalmente la alimentación materna. [231]

La población de origen subsahariana frecuentemente prolonga la lactancia materna más allá de los 12 meses de edad. Ofreciendo una ayuda complementaria de cereales, arroz y fruta. El aporte proteico se realiza a expensas de carne de pollo y pescado desecado, pero no de manera generalizada. Los alimentos básicos varían según la región: en Senegal son el arroz y el cuscús. El *ñame* es un tubérculo similar a la patata, rico en hidratos de carbono; contiene proteínas y una cantidad apreciable de vitamina C, y se suele consumir hervido, asado o en puré. El *fufu* es un plato originario de Ghana. Se elabora con una mezcla de todo tipo de harinas extraídas de raíces con un alto contenido en almidón, como el *ñame o yam*.[231]

Los niños de origen centroamericano de nuestro estudio ofrecen resistencia a la lactancia materna por motivos de preocupación que genera angustia a la madre al desconocer la cantidad de alimento que el niño ingiere. En estos casos la facilidad de comunicación a través de un mismo idioma hace que sea más sencilla la continuidad con la lactancia natural durante los seis primeros meses de vida.

La alimentación complementaria, debido exclusivamente a motivos culturales, es a expensas de cereales y se basa en maíz, con el que se hacen "tortillas". Esta población presenta un alto consumo de proteína vegetal (arroz y legumbres). Se consumen los plátanos machos y la *yuca, o mandioca*, así como otros tubérculos, como la *arracacha* (parecida a la zanahoria) o el boniato.[231]

Los inmigrantes procedentes de la India, presentan hábitos nutricionales que dependen del Estado del que provengan, pero la alimentación media es muy deficiente en verduras, carnes y productos lácteos. Los cereales son el alimento básico. En la India y Pakistán es típico el consumo de pan *chapati*, que se elabora sin usar levadura, cuya fitasa ayuda a digerir los fitatos, por lo que es muy rico en estos nutrientes que interfieren en la absorción del calcio. Todo ello, junto con la escasa exposición solar y el color oscuro de la piel, que dificulta la producción de vitamina D, favorece la aparición de raquitismo. Además, los inmigrantes de religión shij procedentes del norte de la India y algunas regiones de Pakistán tienen una alimentación estrictamente vegetariana, deficitaria en hierro y vitamina B_{12}.[231]

La exposición corporal al sol como fuente de vitamina D depende de la cultura de las diferentes etnias. De manera que la población centroamericana se acerca más a las costumbres de nuestros niños. Toman el sol, acuden a la playa o piscina y realizan igual que sus padres una tipo de vida que les permite la absorción de rayos ultravioleta y por tanto la síntesis de vitamina D.

La población de origen magrebí, subsahariana e india en raras ocasiones acuden al campo, a la playa o la piscina. Generalmente viven dentro de la ciudad y pasan la mayoría del tiempo dentro de su casa o bien por las calles de la ciudad.

Método de encuesta alimentaria

El realizar una encuesta alimentaría [232] tiene diferentes problemas que influyen sobre la fiabilidad de la misma. Depende de su calidad, factores como el tiempo empleado, la claridad de las preguntas o la experiencia del profesional que la realiza para no fiscalizar las respuestas. Es importante no mostrar signos de rechazo delante de las afirmaciones y sobre todo que el entrevistado comprenda bien la pregunta, que en nuestro caso es particularmente difícil porque nos encontramos con los siguientes problemas:

- Bajo nivel cultural
- Bajo nivel económico
- Tabú religioso
- Tradición alimenticia propia de cada país
- Diferentes idiomas

Por todo ello, las entrevistas se han realizado con la ayuda de imágenes a través de la pantalla del ordenador y/o mediante la colaboración de mediadores culturales.

En el presente estudio el entrevistador siempre ha sido la misma persona, con la pretensión de que a nivel subjetivo los errores se minimicen en lo posible.

Se ha empleado la encuesta de Garabedian[233] *(anexos),* en la que se clasifican los alimentos en diferentes grupos (calcio, vitamina D, alimentos que contienen hierro y la exposición corporal al sol).

4.2.6 Evaluación de la encuesta de los alimentos que contienen vitamina D

- Pescado fresco o congelado
- Pescado ahumado o marinado
- Pescado en conserva
- Huevos
- Alimentos que contienen huevo
- Charcutería, despojos-vísceras
- Champiñones

El resultado total de puntos, según la tabla, se transforma en UI de vitamina D/semana y posteriormente por día.

Valoración según test de *Garabedian:*

Valor máximo: 51,5 puntos; 1 punto = 100 UI vitamina D por semana.	
Valor bajo	< 5,6 (<80 UI/día)
Valor medio	5,6 - 14 (80-200 UI/día)
Valor alto	>14 (> 200 UI /día)

Tabla 6 - Test de Garabedian Vitamina D

4.2.7 Evaluación de la encuesta de los alimentos que contienen calcio

- Leche
- Aguas minerales
- Yogurt, cremas, helados, flan
- Petit-suise
- Huevos, carnes, pescados
- Chocolate con leche ó blanco
- Queso tierno de Burgos
- Queso tipo Camembert ó queso fundido, quesitos o Philadelphia
- Queso seco tipo Manchego o Gruyère
- Pan
- Frutas

La puntuación total se transforma en equivalencia de mg/calcio/semana y posteriormente a cantidades diarias.

Valoración según test de *Garabedian:*

Valor máximo 60-120 puntos ; 1 punto = 120 mg de calcio / semana	
Valor bajo	< 24 (400 mg/día)
Valor medio	24 – 75 (400-1200 mg/día)
Valor alto	>75 (1200 mg/ día)

Tabla 7 - Test de Garabedian Calcio

Los alimentos que contienen hierro se cuantifican en raciones que perciben por semana de carne, pescado, huevos y charcutería. Este apartado es difícil de valorar por las diferentes culturas y religiones que prohíben determinados alimentos y que frecuentemente responden con un "si" a todas las preguntas para no sentirse cuestionados.

4.2.8 Tiempo de exposición al sol y factores de conversión

La población muestra es variada y se reparte entre diferentes etnias, culturas y religiones, por lo que es necesario realizar un tipo de test en que de manera concreta podamos puntualizar el tiempo real que los niños toman el sol, atendiendo a variables como el color de la piel y la religión que definirá la cantidad de ropa y la extensión de superficie corporal cubierta.

La encuesta se divide en cinco apartados:

Valoración según test de *Garabedian:*

- Partes del cuerpo expuestas a la radiación solar
- Franja horaria de exposición
- Tiempo total de exposición y especificar los meses del año
- Lugar de exposición, distinguiendo entre ciudad, campo o montaña-mar
- Saber si se ha utilizado crema solar IP>15

El resultado de la puntuación por apartados se valora con un máximo de "9" en total y se compara con las tablas de evaluación del estado de Vitamina D según el color de la piel, para la valoración de la absorción de la vitamina D.

Para los niños de **"piel oscura"** o subsaharianos se consideran los valores siguientes:

- Satisfactorio: Entre 6,5 y 9
- Medio: Entre 4 y 6,5
- Deficitario: Menor de 4

Para los niños de **"piel clara"** o caucásicos, centroamericanos y también hemos incluido los de origen magrebí los valores son los siguientes:

- Satisfactorio: Entre 6,5 y 9
- Medio: Entre 3 y 6,5
- Deficitario: Menor de 3

Radiación solar efectiva

Depende de la latitud y de la estación del año.[234]

- Latitud entre 20º - 30º (Magreb, África subsahariana y Centroamérica) y es efectiva todo el año.
- Latitud entre 40º - 50 º (Europa y Norte de España) y es efectiva en las estaciones de verano y otoño.

4.2.9 Profilaxis con vitamina D

Se investiga la población infantil que recibe profilaxis con vitamina D oral a dosis de 400 UI/día, la duración de la misma y el grado de cumplimiento en las diferentes etnias. Se cuantifica el grupo de niños, todos de origen subsahariano, que recibe dosis de 100.000 UI/ trimestre.

4.2.10 Valoración bioquímica

El laboratorio es útil para detectar deficiencias nutricionales, sospechadas por la exploración clínica y el estudio antropométrico.

Permite monitorizar el déficit de determinados parámetros, modificados por el aporte energético con mayor precisión.

Expone las alteraciones cuantitativas a nivel bioquímico de nutrientes y sus metabolitos.

La evaluación bioquímica permite detectar alteraciones de nutrición de tipo subclínico; por tanto, es útil para detectar cambios adaptativos secundarios a éstas antes de que aparezcan síntomas clínicos y permite una cuantificación de la realidad, de la deficiencia y la mayor o menor severidad de la misma, gracias a la estimación a nivel plasmático de las concentraciones o cantidades de los nutrientes o de las funciones metabólicas en las que están directamente implicadas.

La disponibilidad de marcadores bioquímicos facilita la valoración bioquímica del estado nutricional:

Albúmina: es un marcador que se ha utilizado en el presente estudio. Su vida media en sangre es de 18 – 20 días. Las limitaciones más importantes son su fácil alteración por causas no nutricionales que provocan hipoalbuminemia, como procesos inflamatorios, hepáticos o renales.

No reflejan la ingesta dietética reciente. Por tanto la albúmina sérica no es un índice preciso del estado proteico.[235]

Se acepta, sin embargo, como valores de rango normales (3,5-5 g/dl) y desnutrición los siguientes:

- Desnutrición leve: entre 2,8 y 3,5 g/dl.
- Desnutrición moderada: entre 2,1 y 2,7 g/dl.
- Desnutrición grave: valores inferiores a 2,1 g/dl.

Para la determinación de la albúmina se ha utilizado el método verde de bromocresol. Espectrofotometria. Técnica colorimétrica. Aparato autoanalizador modular COBAS C 711. Reactivos y aparatos de Roche Diagnósticos.

Prealbúmina: su vida media es de unos 2 días, es útil como marcador que expresa la deprivación proteica por un tiempo limitado y que responde más al aporte calórico que al aporte proteico. Los valores frecuentemente están alterados tras un período de ayuno corto previo a la hora de realizar la analítica. Por tanto es de dudosa utilidad como marcador de malnutrición.[235]

Se afecta por alteraciones hepáticas, renales y por el metabolismo del hierro.

Es considerado el mejor marcador de cambios nutricionales agudos, pero se altera fácilmente tras períodos cortos de ayuno en los niños menores de 5 años, por ello teniendo en cuenta que la analítica de sangre se realiza a primera hora de la mañana tras unas 10 a 12 horas de ayuno, no es infrecuente encontrar valores bajos que pueden inducir a equívocos.

Rango de valores de normalidad (18 – 38 mg/dl) y de nutrición:

- Desnutrición leve valores entre 10 y 15 mg/dl
- Desnutrición moderada entre 5 y 10 mg/dl
- Desnutrición grave valores inferiores a 5 mg/dl.

Para la determinación de la prealbúmina se utilizó el método de Nefelometría con reactivos y aparato de BECKMAN – COULTER mediante el aparato Nefelómetro Immage 800.

Las vitaminas A, complejo B, C y D junto con los minerales y elementos traza, calcio, hierro, fósforo, cinc, cobre, selenio, magnesio y yodo, son parámetros bioquímicos indicadores del estado nutricional. Tanto las vitaminas como los minerales suelen disminuir en casos de malnutrición, mientras que el perfil lipídico permite detectar alteraciones por exceso.

El presente estudio se ha centrado en la dosificación de la vitamina D y de los niveles de los minerales de calcio y hierro. [236]

Vitamina D: Se ha subdividido la población en 5 grupos en función de sus niveles de 25(OH) D: [234,237]

- Déficit grave: 25(OH)D < 10 ng/ml
- Déficit moderado: 25(OH)D ≥ 10 ng/ml y < 20 ng/ml
- Insuficiencia: 25(OH)D ≥ 20 ng/ml y < 30 ng/ml
- Normal: 25(OH)D ≥ 30 ng/ml
- Elevado: 25(OH)D ≥ 80 ng/ml

<u>Equivalencias de los diferentes valores de vitamina D:</u>

1 ng/ml de 25(OH) D = 2,496 nmol/l

1 mcg de vitamina D3 equivale a 40 UI

1 mcg de vitamina D2 equivale a 60 UI

Las unidades utilizadas en la determinación del 25(OH)D en sangre son ng/ml ó nmol/l, (1 ng/ml de 25(OH)D corresponde a 2,496 nmol/l). La cantidad que se aporta de vitamina D (colecalciferol o ergocalciferol) por parte de alimentos o medicamentos se suele expresar en «unidades internacionales» UI.[132]

Se ha utilizado un método ELISA (VITRO) para determinar la 25-hidroxi-vitamina D [25(OH)D] y la 1,25-dihidroxi-vitamina D [1,25$(OH)_2$D].

Calcio: rango de valores de normalidad entre 8,6 – 10,2 mg/dl

Para la determinación del calcio se ha utilizado Espectrofotometría.

Método O-CRESOFTALEÏNA COMPLEXONA.

Técnica enzimática colorimétrica. Aparato autoanalizador modular COBAS C 711.

Reactivos y aparato de ROCHE DIAGNOSTICOS.

Fosforo: rango de valores de normalidad entre 2,7 – 4,5 mg/dl

En la determinación del fosforo se usa Espectrofotometría. Método Fosfomolibdat a 340 nm. Técnica colorimétrica. Aparato autoanalizador modular COBAS C 711. Reactivos y aparato de ROCHE DIAGNOSTICOS.

Fosfatasa alcalina: rango de valores de normalidad entre 30-281 U/L

La determinación de fosfatasa alcalina se realiza por Espectrofotometría. Método substrato 4-Nitrofenol-fosfato y técnica colorimétrica. Aparato autoanalizador modular COBAS C 711. Reactivos y aparato de ROCHE DIAGNOSTICOS.

PTH: rango de valores de normalidad entre 15-65 pg/ml. Se ha subdivido la población en 2 grupos en función de sus niveles de PTH:

- Niveles de PTH ≤ 65 pg/ml
- Niveles de PTH > 65 pg/ml

Se utilizó un método ECLIA (ROCHE) para determinar PTH mediante el aparato modular E-170.

Hierro: rango de valores de normalidad entre 50-160 mcg/dl

Se utilizó el método Ferrocina, test colorimétrico. Espectrofotometría. Reactivos y aparato de ROCHE DIAGNOSTICOS.

Ferritina: rango de valores de normalidad entre 20-200 ng/ml. Se ha subdividido la población en 3 grupos en función de sus niveles de ferritina:

- Niveles de ferritina <10 ng/ml
- Niveles de ferritina <10 y >20ng/ml
- Niveles de ferritina >20 ng/ml

Se utilizó un método ECLIA (ROCHE) para determinar ferritina mediante el aparato modular E-170.

Hemoglobina: rango de valores de normalidad entre 10,5-14 g/dl. Se han cuantificado niveles < 10,5 g/dl

Para la medición de los valores de hemoglobina se utilizó un método colorimètrico de igual precisión que el método del comité internacional reconocido como método de referencia para la estandarización en hematología (cianometahemoglobina). Coulter Beckman LH 750.

4.3 Análisis estadístico

Los resultados de las variables cuantitativas se expresan como media ± desviación estándar. El análisis de distribución de estas variables se ha realizado mediante el test de Kolmogorov-Smirnov. El análisis de las diferencias entre las poblaciones para cada parámetro cuantitativo se ha realizado según su distribución: test de ANOVA y t-Student para aquellos parámetros cuya distribución es normal (talla-SDS) y test no paramétrico de Wilcoxon/Kruskal-Wallis con la aproximación de Chi-cuadrado para aquellos cuya distribución no es normal (resto de parámetros cuantitativos).

Las diferencias de distribución de las variables nominales entre poblaciones se han analizado mediante el test de Chi-cuadrado de Pearson.

Para determinar las correlaciones estadísticamente significativas entre los parámetros cuantitativos se ha aplicado un análisis de regresión lineal simple. Para analizar qué parámetros clínicos y bioquímicos del metabolismo fosfocálcido influyen en la determinación de los niveles séricos de 25(OH)VitD se ha aplicado un análisis de regresión lineal múltiple ajustado por mínimos cuadrados.

Se ha considerado que existen diferencias estadísticamente significativas cuando en el resultado de cualquiera de los análisis mencionados anteriormente la p ha sido $< 0{,}05$.

El programa estadístico utilizado ha sido JMP® 7.0.1 (SAS, Cary, NC, USA).

5 RESULTADOS

5.1 Análisis de datos antropométricos

La población estudiada se distribuye, según la (*Tabla 8)*, en:

Población total, n= 307 (139 niñas y 168 niños)

GRUPO 1: Población de origen caucásico, n= 85 (32 niñas y 53 niños)

GRUPO 2: Población de origen magrebí, n= 87 (41 niñas y 46 niños)

GRUPO 3: Población de origen subsahariano, n= 101 (48 niñas y 53 niños)

GRUPO 4: Población de origen centroamericano, n= 20 (13 niñas y 7 niños)

GRUPO 5: Población de la India, n= 14 (5 niñas y 9 niños)

Los parámetros estudiados han sido: edad gestacional, talla, talla-SDS, peso y peso-SDS al nacer, edad decimal en el momento de la exploración, peso, talla, talla-SDS, IMC e IMC-SDS en el momento de la exploración.

Se analizaron la media y la desviación estándar para cada parámetro y para cada etnia y se diferenciaron los rangos máximo y mínimo. Se evaluaron las diferencias estadísticamente significativas entre los grupos étnicos para cada parámetro aplicando el test no paramétrico de Kruskal-Wallis con la aproximación de Chi-cuadrado excepto para la talla-SDS en la que se utilizó el test paramétrico t-Student.

La media de la edad gestacional varía entre 38,6 y 39,3 semanas siendo el rango 28-42 semanas. En la población total de 307 niños, el 8,8% son prematuros (EG inferior a 37 semanas). En las distintas etnias los porcentajes de prematuridad son: 10,6% en la población caucásica, 12,6% en la magrebí, 4,9% en la subsahariana y 10,0% en la centroamericana.

La media de la talla al nacer es 49,3 cm, con un rango entre 38,0 y 55,0 cm, similar en todas las etnias. La talla-SDS al nacer tampoco presenta diferencias entre los grupos.

El peso medio al nacer es de 3,22 kg con una desviación estándar de 0,59. No hay diferencias significativas entre los grupos étnicos, presentando un rango de variación entre un mínimo de 1,34 kg en un prematuro de origen magrebí y un máximo de 5,25 kg en un niño de origen subsahariano. El peso-SDS al nacer tampoco presenta diferencias entre los grupos.

Se ha analizado la incidencia de retraso de crecimiento intrauterino (RCIU; talla-SDS y/o peso-SDS < -2). En la población total es del 5,5%: 7,1% en la población caucásica, 6,9% en la magrebí y 4,9% en la subsahariana.

La edad decimal en el momento de la exploración es similar en todos los grupos étnicos, siendo la media de 1,8 años y el rango varía entre 0,2 y 5,6 años.
(274 niños son menores de 3 años, 25 niños tienen una edad decimal entre 3,1 y 4 años, se contabilizan 6 niños entre 4,1 y 5 años y 2 niños mayores, uno de 5 años y otro de 5,6 años. El 90 % de los niños son menores de 3 años. El 8% con edades entre 3 y 4 años, un 2 % de los niños entre 4 y 5 años).

La talla en cm en el momento de la exploración presenta una media de 83,2 variando entre 57 y 117 cm. La media de la talla-SDS es de -0,38 y varía entre -3,73 y +3,42. Para este parámetro, existen diferencias estadísticamente significativas entre la población de origen caucásico (-0,66 ± 1,11) y la población de origen magrebí (-0,16 ± 1,17) (p=0,007) y también entre la población caucásica (-0,66 ± 1,11) y la población subsahariana (-0,26 ± 1,30) (p=0,02) (*Figura 9*).

Los valores de IMC en el momento de la exploración presentan una media de 16,2 con un valor mínimo de 12,2 y un máximo de 25,6. El IMC-SDS varía entre -3,01 en un niño de origen subsahariano y +5,04 en un niño de origen centroamericano *(Figura 10).*

Tabla 8 - Resultados comparativos de peso, talla e IMC al nacer y en el momento de la exploración de muestras sobre una población de 307 niños

POBLACIONES	Edad gestacional (semanas)	Talla al nacer (cm)	Talla SDS al nacer (SDS)	Peso al nacer (kg)	Peso SDS al nacer (SDS)	Edad decimal exploración (años)	Peso exploración (kg)	Talla exploración (cm)	Talla SDS exploración (SDS)	IMC exploración (kg/m2)	IMC SDS exploración (SDS)
POBLACIÓN TOTAL											
Media ± DS	39,0 ± 2,0	49,3 ± 2,7	-0,02 ± 1,17	3,22 ± 0,59	0,09 ± 1,11	1,8 ± 1,0	11,36 ± 3,04	83,2 ± 11,3	-0,38 ± 1,22	16,2 ± 1,7	-0,50 ± 1,12
n=307	281	275	274	278	277	307	307	307	307	307	307
Rango	28 – 42	38 – 55	-3,85 – 3,37	1,34 – 5,25	-2,57 – 3,27	0,2 – 5,6	5,33 – 21,00	57,0 – 117,0	-3,73 – 3,42	12,2 – 25,6	-3,01 – 5,04
P. CAUCÁSICA (1)											
Media ± DS	39,0 ± 1,8	49,1 ± 2,4	-0,16 ± 1,18	3,18 ± 0,54	0,00 ±1,01	1,7 ± 0,9	10,80 ± 2,44	80,9 ± 9,5	-0,66 ± 1,11 a,b	16,4 ± 1,6	-0,49 ± 1,10
n=85	84	83	83	84	84	85	85	85	85	85	85
Rango	33 – 42	40,5 – 54	-3,85 – 3,37	1,6 – 4,18	-2,3 – 1,96	0,3 – 3,3	5,58 – 16,50	58,5 – 99,0	-3,73 – 1,31	12,6 – 20,1	-2,96 – 2,94
P. MAGREB (2)											
Media ± DS	39,3 ± 2,4	49,4 ± 2,7	-0,06 ± 1,10	3,25 ± 0,59	0,13 ± 1,03	1,9 ± 1,1	11,82 ± 3,13	84,8 ± 12,4	-0,16 ± 1,17 a	16,3 ± 1,5	-0,40 ± 0,92
n=87	80	78	78	79	79	87	87	87	87	87	87
Rango	28 – 42	40 – 55	-3,57 – 2,24	1,34 – 4,34	-2,57 – 2,14	0,3 – 5,6	5,33 – 19,40	57,0 – 117,0	-3,63 – 3,08	13,3 – 21,0	-2,04 – 1,75
P. SUBSAHARA (3)											
Media ± DS	38,9 ± 1,9	49,5 ± 3,0	0,09 ± 1,24	3,23 ± 0,64	0,11 ± 1,31	1,9 ± 1,0	11,64 ± 3,19	84,3 ± 11,3	-0,26 ± 1,30 b	16,2 ± 1,7	-0,53 ± 1,12
n=101	87	86	85	86	85	101	101	101	101	101	101
Rango	30 – 41	38 – 54	-3,71 – 2,75	1,36 – 5,25	-2,3 – 3,27	0,4 – 5,0	5,72 – 21,00	62,0 – 109,5	-3,00 – 3,29	12,2 – 21,6	-3,01 – 2,75
P.CENTROAMÉRICA (4)											
Media ± DS	38,6 ± 2,3	49,5 ± 2,9	0,26 ± 1,22	3,20 ± 0,61	0,28 ± 0,94	1,6 ± 1,0	10,13 ± 3,33	78,4 ± 11,0	-0,71 ± 0,92	16,2 ± 2,7	-0,52 ± 1,76
n=20	19	19	19	19	19	20	20	20	20	20	20
Rango	33 – 41	44 – 55	-1,7 – 2,45	2,00 – 4,43	-1,22 – 2,36	0,2 – 4,0	5,50 – 17,50	59,0 – 105,0	-3,08 – 1,07	13,1 – 25,6	-2,76 – 5,04
P. INDIA (5)											
Media ± DS	38,8 ± 1,1	49,6 ± 1,6	-0,08 ± 0,65	3,23 ± 0,59	0,04 ± 1,23	2,1 ± 0,9	11,74 ± 3,56	86,6 ± 11,8	-0,41 ± 1,62	15,4 ± 1,8	-0,94 ± 1,20
n=14	11	9	9	10	10	14	14	14	14	14	14
Rango	37 – 41	46 – 52	-1,33 – 0,7	2,23 – 4,24	-1,61 – 1,89	0,7 – 3,5	6,38 – 20,00	67,7 – 103,5	-3,14 – 3,42	13,5 – 20,4	-2,09 – 2,40

[a] P. CAUCÁSICA vs P. MAGREB significativamente distintas (p=0,007)

[b]P.CAUCÁSICAvsP.SUBSAHARAsignificativamente distintas (p=0,02)

5.1.1 Análisis de la TALLA-SDS en el momento de la de la exploración

Tal como se ha comentado en las páginas 86 y 87, existen diferencias estadísticamente significativas entre la población de origen caucásico y la población de origen magrebí (p=0,007) y también entre la población caucásica y la población subsahariana (p=0,02). *(Figura 9).*

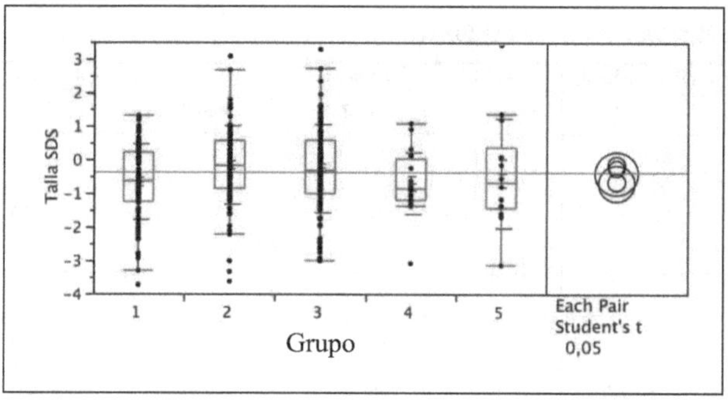

1. P. caucásica
2. P. magrebí
3. P. subsahariana
4. P. centroamericana
5. P. india

Level	- Level	Difference	Lower CL	Upper CL	p-Value
2	4	0,5452558	-0,045815	1,136326	0,0705
2	1	0,5030793	0,138921	0,867237	0,0069*
3	4	0,4470000	-0,136212	1,030212	0,1325
3	1	0,4048235	0,053565	0,756082	0,0240*
5	4	0,2934286	-0,536252	1,123109	0,4870
2	5	0,2518272	-0,434352	0,938006	0,4707
5	1	0,2512521	-0,435492	0,937996	0,4721
3	5	0,1535714	-0,525850	0,832992	0,6568
2	3	0,0982558	-0,251897	0,448409	0,5812
1	4	0,0421765	-0,549550	0,633903	0,8885

Figura 9 - Talla-SDS en el momento de la exploración en los cinco grupos étnicos (diagrama de caja representando los percentiles 10, 25, 50, 75 y 90 y los puntos individuales)

5.1.1.1 Niños con talla-SDS superior a (+2) en el momento de la exploración

Un total de 7 niños de los 307 de la población total (*Tabla 9*) presentan, en el momento de la exploración, una talla-SDS superior a +2. Ninguno de estos niños es de origen caucásico ni centroamericano, dos son de origen magrebí, cuatro subsaharianos y uno de la India.

Tabla 9 - Edad decimal, talla, talla-SDS, IMC e IMC-SDS para los niños con talla-SDS superior a +2 en el momento de la exploración

POBLACIONES	Edad decimal (años)	Talla (cm)	Talla SDS (SDS)	IMC (kg/m^2)	IMC SDS (SDS)
POBLACIÓN TOTAL					
Media ± DS	2,3 ± 0,7	98,8 ± 2,9	2,89 ± 0,38	15,9 ± 2,0	-0,38 ± 1,31
Rango	1,6 – 3,3	90,0 – 108,5	2,34 – 3,42	13,3 – 18,4	-2,09 – 1,29
n=7/307 (2,3%)					
P. CAUCÁSICA (1)					
n= 0	-	-	-	-	-
P. MAGREB (2)					
Media ± DS	2,4 ± 0,9	99,9 ± 7,7	2,87 ± 0,29	14,2 ± 1,3	-1,43 ± 0,61
Rango	1,8 – 3,0	94,5 – 105,4	2,67 – 3,08	13,3 – 15,1	-1,86 – -1,00
n=2/87 (2,3%)					
P. SUBSAHARA (3)					
Media ± DS	2,1 ± 0,8	97,0 ± 8,0	2,76 ± 0,39	17,5 ± 0,8	0,56 ± 0,64
Rango	1,6 – 3,3	90,0 – 108,5	2,34 – 3,29	16,6 – 18,4	-0,15 – 1,29
n=4/101 (4,0%)					
P.CENTROAMÉRICA (4)					
n=0	-	-	-	-	-
P. INDIA (5)					
Media ± DS	2,6	104,0	3,42	13,5	-2,09
Rango					
n=1/14 (7,1%)					

5.1.1.2 Niños con talla-SDS inferior a (-2) en el momento de la exploración

Un total de 28 niños de los 307 (*Tabla 10*) presentan, en el momento de la exploración, una talla-SDS inferior a -2. Doce niños son de origen caucásico, cinco de origen magrebí, nueve subsaharianos, uno centroamericano y otro de la India.

Tabla 10 - Edad decimal, talla, talla-SDS, IMC e IMC-SDS para los niños con talla-SDS inferior a -2 en el momento de la exploración

POBLACIONES	Edad decimal (años)	Talla (cm)	Talla SDS (SDS)	IMC (kg/m²)	IMC SDS (SDS)
POBLACIÓN TOTAL					
Media ± DS	1,9 ± 1,0	77,2 ± 10,1	-2,70 ± 0,47	16,4 ± 1,4	-0,53 ± 1,01
Rango	0,4 – 5,0	57,0 – 101,0	-2,01 – -3,73	13,2 – 19,6	-2,78 – 1,90
n=28/307 (9,1%)					
P. CAUCÁSICA (1)					
Media ± DS	2,2 ± 0,9	80,6 ± 8,5	-2,59 ± 0,53	16,3 ± 1,41	-0,61 ± 1,05
Rango	0,7 – 3,3	66,0 – 91,0	-3,73 – -2,01	13,2 – 19,5	-2,78 – 0,72
n=12/85 (14,1%)					
P. MAGREB (2)					
Media ± DS	1,1 ± 0,4	67,5 ± 7,4	-2,86 ± 0,67	16,4 ± 1,0	-0,61 ± 0,97
Rango	0,4 – 1,5	57,0 – 76,0	-3,63 – -2,11	15,0 – 17,9	-1,91 – 0,66
n=5/87 (5,7%)					
P. SUBSAHARA (3)					
Media ± DS	2,0 ± 1,3	78,7 ± 11,4	-2,68 ± 0,24	16,4 ± 1,7	-0,37 ± 1,19
Rango	1,0 – 5,0	67,0 – 101,0	-3,00 – -2,34	14,2 – 19,6	-1,82 – 1,9
n=9/101 (8,9%)					
P.CENTROAMÉRICA (4)					
Media ± DS	1,2	70,0	-3,08	16,5	-0,73
Rango					
n=1/20 (5,0%)					
P. INDIA (5)					
Media ± DS	1,8	78,0	-3,14	16,4	-0,32
Rango					
n=1/ 14 (7,1%)					

5.1.2 Análisis del IMC-SDS en el momento de la exploración

El IMC-SDS varía entre -3,01 en un niño de origen subsahariano (Grupo 3) y +5,04 en un niño de origen centroamericano (Grupo 4).

No existen diferencias estadísticamente significativas entre los cinco grupos poblacionales. *(Figura 10).*

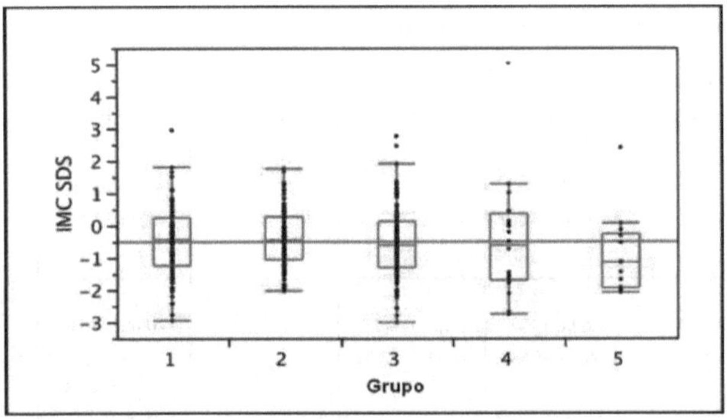

1. P. caucásica
2. P. magrebí
3. P. subsahariana
4. P. centroamericana
5. P. india

Figura 10 - IMC-SDS en el momento de la exploración en los cinco grupos étnicos (diagrama de caja representando los percentiles 10, 25, 50, 75 y 90 y los puntos individuales)

5.1.2.1 Niños con IMC-SDS superior a (+2) en el momento de la exploración

Un total de 5 niños de los 307 (*Tabla 11*) presentan, en el momento de la exploración, un IMC-SDS superior a +2. Un niño es de origen caucásico, dos subsaharianos, uno centroamericano y otro de la India.

Tabla 11 - Edad decimal, talla, talla-SDS, IMC e IMC-SDS para los niños con IMC-SDS superior a +2 en el momento de la exploración

POBLACIONES	Edad decimal (años)	Talla (cm)	Talla SDS (SDS)	IMC (kg/m²)	IMC SDS (SDS)
POBLACIÓN TOTAL					
Media ± DS	2,3 ± 1,0	88,8 ± 9,1	0,11 ± 1,08	21,6 ± 2,3	3,12 ± 1,10
Rango	1,0 – 3,3	77,0 – 99,0	-1,58 – 1,07	20,1 – 25,6	2,40 – 5,04
n=5/307 (1,6%)					
P. CAUCÁSICA (1)					
Media ± DS	2,5	85,2	-1,58	20,1	2,94
Rango					
n=1/85 (1,2%)					
P. MAGREB (2)					
Media ± DS	-	-	-	-	-
Rango					
n=0					
P. SUBSAHARA (3)					
Media ± DS	2,4 ± 1,2	91,5 ± 7,8	0,48 ± 0,76	20,9 ± 1,0	2,60 ± 0,21
Rango	1,5 – 3,2	86,0 – 97,0	-0,06 – 1,02	20,2 – 21,6	2,45 – 2,75
n=2/101 (2,0%)					
P.CENTROAMÉRICA (4)					
Media ± DS	1,0	77,0	1,07	25,6	5,04
Rango					
n=1/20 (5,0%)					
P. INDIA (5)					
Media ± DS	3,0	99,0	0,08	20,4	2,40
Rango					
n=1/14 (7,1%)					

5.1.2.2 Niños con IMC-SDS inferior a (-2) en el momento de la exploración

Un total de 23 niños de los 307 (*Tabla 12*) presentan, en el momento de la exploración, un IMC-SDS inferior a -2. Siete niños son de origen caucásico, uno magrebí, diez subsaharianos, tres centroamericanos y dos de la India.

Tabla 12 - Edad decimal, talla, talla-SDS, IMC e IMC-SDS para los niños con IMC-SDS inferior a -2 en el momento de la exploración

POBLACIONES	Edad decimal (años)	Talla (cm)	Talla SDS (SDS)	IMC (kg/m^2)	IMC SDS (SDS)
POBLACIÓN TOTAL					
Media ± DS	1,9 ± 0,9	84,2 ± 10,7	-0,31 ± 1,23	13,9 ± 1,4	-2,36 ± 0,34
Rango	0,5 – 4,6	64,5 – 107,0	-2,21 – 3,42	12,2 – 19,5	-3,01 – -2,01
n=23/307 (7,5%)					
P. CAUCÁSICA (1)					
Media ± DS	1,8 ± 0,8	81,6 ± 6,8	-0,93 ± 1,13	14,6 ± 2,3	-2,41 ± 0,36
Rango	0,9 – 3,0	73,0 – 89,5	-2,21 – 0,81	12,6 – 19,5	-2,96 – -2,02
n=7/85 (8,2%)					
P. MAGREB (2)					
Media ± DS	2,3	81,5	-0,83	13,7	-2,04
Rango					
n=1/87 (1,1%)					
P. SUBSAHARA (3)					
Media ± DS	2,1 ± 1,1	87,7 ± 10,9	-0,03 ± 0,88	13,5 ± 0,8	-2,36 ± 0,35
Rango	1,0 – 4,6	74,0 – 107,0	-1,06 – 1,61	12,2 – 14,8	-3,01 – -2,01
n=10/101 (9,9%)					
P.CENTROAMÉRICA (4)					
Media ± DS	0,9 ± 0,6	72,8 ± 9,4	-0,69 ± 0,48	13,5 ± 0,6	-2,52 ± 0,35
Rango	0,5 – 1,5	64,5 – 83,0	-1,20 – -0,25	13,1 – 14,2	-2,76 – -2,12
n=3/20 (15,0%)					
P. INDIA (5)					
Media ± DS	2,0 ± 0,9	90,8 ± 18,0	1,31 ± 2,99	13,9 ± 0,5	-2,05 ± 0,06
Rango	1,3 – 2,6	78,0 – 103,5	-0,81 – 3,42	13,5 – 14,2	-2,09 – -2,01
n=2/14 (14,3%)					

5.2 Análisis del metabolismo fosfocálcico

5.2.1 Análisis de los parámetros individuales del metabolismo fosfocálcico

Los parámetros estudiados han sido: edad en el momento de la exploración, los meses de lactancia, el índice de exposición solar, la ingesta de Ca, el aporte total de VitD y los niveles séricos de 25(OH)VitD, 1,25$(OH)_2$VitD, PTH, FA, Ca y P (*Tabla 13*).
Se analizaron la media y la desviación estándar para cada parámetro y para cada etnia y se diferenciaron los rangos máximo y mínimo. Se evaluaron las diferencias estadísticamente significativas entre los grupos étnicos para cada parámetro aplicando el test no paramétrico de Kruskal-Wallis con la aproximación de Chi-cuadrado.

Los resultados de la edad decimal (1,8 ± 1,0 años), la ingesta de Ca (1097,2 ± 161,3 mg/día), la 1,25$(OH)_2$VitD sérica (57,3 ± 31,6 pg/ml), la FA (292,8 ± 437,8 UI/L) y la calcemia (10,1 ± 0,5 mg/dl), en el momento de la exploración, son similares en todos los grupos étnicos.

Tabla 13 - Resultados de ingesta de calcio y vitamina D y niveles de parámetros del metabolismo fosfocálcico

POBLACIONES	Edad (años)	Meses lactancia * (meses)	Índice exposición solar *	Ingesta Ca (mg/día)	Aporte Vit D ** (UI/día)	25(OH)D * (ng/ml)	1,25(OH)2D (pg/ml)	PTH *** (pg/ml)	FA (UI/L)	Ca (mg/dl)	P *** (mg/dl)
POBLACIÓN TOTAL											
Media ± DS	1,8 ± 1,0	6,4 ± 6,1	2,9 ± 2,2	1097,2 ± 161,3	694,8±342,0	35,8 ± 22,9	57,3 ± 31,6	31,7 ± 26,5	292,8 ± 437,8	10,1 ± 0,5	5,6 ± 0,
Rango	0,2 – 5,6	0,0 – 32,0	0,0 – 8,0	325,7 – 1491,4	225,0-1725,0	2,0 – 150,0	3,1 – 261,0	7,8 – 407,4	120,0 – 5160,0	7,9 – 11,5	2,3 – 7,
n=307											
P. CAUCÁSICA (1)											
Media ± DS	1,7 ± 0,8	4,7 ± 6,0	4,8 ± 1,8	1108,0 ± 189,2	743,8±164,3	40,0 ± 19,7	62,2 ± 39,0	27,3 ± 10,8	352,0 ± 742,4	10,1 ± 0,5	5,5 ± 0,
Rango	0,3 – 3,3	0,0 – 32,0	0,0 – 8,0	497,1 – 1491,4	225,0-1096,4	9,1 – 150,0	9,5 – 261,0	7,8 – 65,6	120,0 – 5160,0	9,0 – 11,4	3,5 – 7,
n=85											
P. MAGREB (2)											
Media ± DS	1,9 ± 1,1	5,7 ± 6,1	1,8 ± 1,6	1117,6 ± 143,6	637,5±226,8	28,5 ± 19,1	52,8 ± 27,5	33,0 ± 16,0	282,1 ± 328,9	10,1 ± 0,4	5,6 ± 0,
Rango	0,3 – 5,6	0,0 – 24,0	1,0 – 7,0	720,0 – 1422,9	225,0-996,4	9,0 – 150,0	11,8 – 134,0	8,4 – 120,5	129,0 – 2910,0	9,2 – 11,3	3,0 – 7,
n=87											
P. SUBSAHARA (3)											
Media ± DS	1,9 ± 1,0	8,0 ± 5,6	2,3 ± 2,1	1066,8 ± 153,9	734,8±514,5	40,4 ± 27,7	59,1 ± 31,3	33,6 ± 41,4	269,7 ± 166,5	10,1 ± 0,5	5,7 ± 0,
Rango	0,4 – 5,0	0,0 – 24,0	0,0 – 8,0	325,7 – 1302,9	225,0-1725,0	2,0 – 150,0	3,1 – 190,0	8,0 – 407,4	134,0 – 1272,0	7,9 – 11,5	2,3 – 7,
n=101											
P.CENTROAMÉRICA (4)											
Media ± DS	1,5 ± 1,0	6,5 ± 6,5	3,1 ± 2,3	1121,6 ± 162,9	705,7±177,1	38,5 ± 16,0	58,7 ± 26,9	29,9 ± 13,5	230,3 ± 50,7	10,1 ± 0,5	5,6 ± 0,
Rango	0,2 – 4,0	0,0 – 21,0	0,0 – 7,0	720,0 – 1388,6	310,7-1025,0	13,5 – 68,9	15,2 – 114,0	11,0 – 58,2	151,0 – 315,0	9,1 – 11,2	4,4 – 7,
n=20											
P. INDIA (5)											
Media ± DS	2,1 ± 0,9	5,8 ± 5,5	1,5 ± 0,9	1088,6 ± 110,9	449,0±201,2	19,7 ± 13,5	44,2 ± 18,1	39,3 ± 18,2	258,4 ± 59,0	10,1 ± 0,5	5,9 ± 0,
Rango	0,7 – 3,5	0,0 – 15,0	1,0 – 4,0	925,7 – 1337,1	225,0-825,0	6,3 – 50,7	14,7 – 76,5	18,2 – 89,3	193,0 – 389,0	9,4 – 11,1	4,6 – 6,
n=14											

Comparación entre las diferentes poblaciones:

* $p<0{,}0001$; ** $p=0{,}0003$; *** $p<0{,}05$

Los meses de lactancia para la población total presentan una media de 6,4 ± 6,1 meses y unos rangos mínimo de 0 y máximo de 32 meses. El valor 0 aparece en todos los grupos de población y el valor máximo de 32 meses corresponde a un niño de etnia caucásica. Existen diferencias estadísticamente significativas (p<0,0001) entre los grupos étnicos, siendo la población subsahariana la que presenta un valor medio superior (8,0 ± 5,6 meses) mientras que la población caucásica presenta los valores mínimos (4,7 ± 6,0 meses) (*Figura 11*).

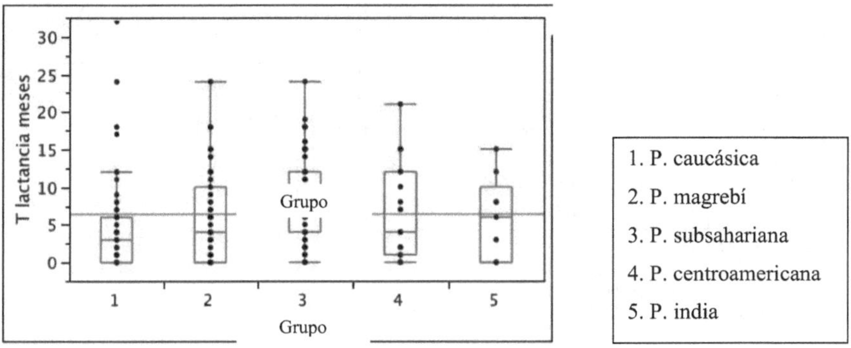

Figura 11 - Tiempo de lactancia materna (meses) en los cinco grupos étnicos (diagrama de caja representando los percentiles 10, 25, 50, 75 y 90 y los puntos individuales)

El índice de exposición solar para la población total presenta una media de 2,9 ± 2,2 y unos rangos mínimo de 0 y máximo de 8. Existen diferencias estadísticamente significativas ($p<0,0001$) entre los grupos étnicos, siendo la población caucásica la que presenta un valor medio superior (4,8 ± 1,8) mientras que la población de la India presenta los valores mínimos (1,5 ± 0,9), seguida de la población magrebí (1,8 ± 1,6) (*Figura 12*).

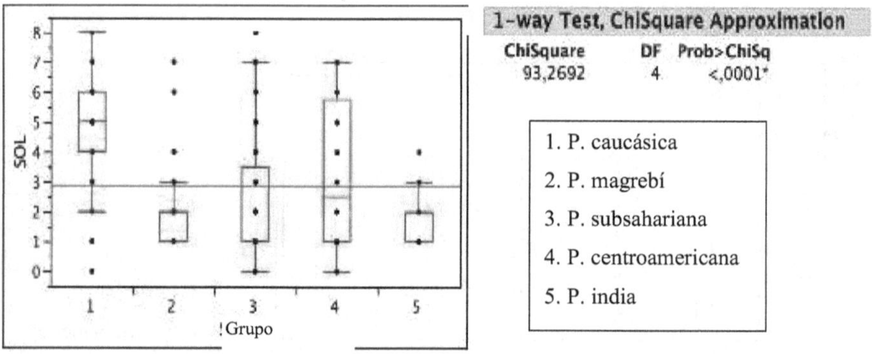

Figura 12 - Índice de exposición solar en los cinco grupos étnicos (diagrama de caja representando los percentiles 10, 25, 50, 75 y 90 y los puntos individuales)

El aporte total de vitamina D para la población total presenta una media de 694,8±342,0 UI/día y unos rangos mínimo de 225,0 y máximo de 1725,0 UI/día. Existen diferencias estadísticamente significativas (p=0,0003) entre los grupos étnicos, siendo la población caucásica la que presenta un valor medio superior (743,8 ± 164,3 UI/día), seguida de la población subsahariana (734,8±514,5) y de las poblaciones centroamericana (705,7±177,1) y magrebí (637,5±226,8), mientras que la población de la India presenta los valores más bajos (449,0±201,2). (*Figura 13*).

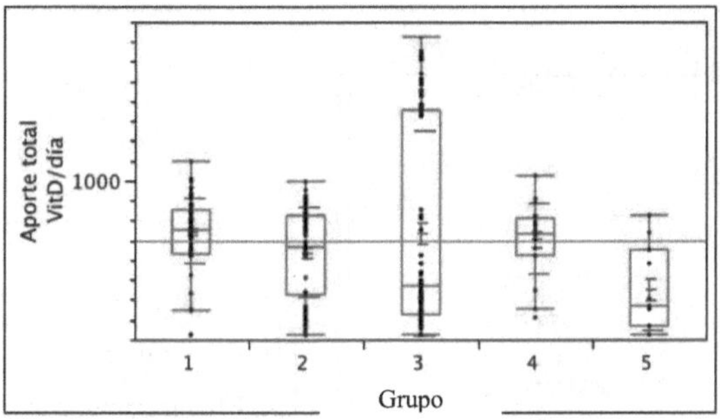

1. P. caucásica
2. P. magrebí
3. P. subsahariana
4. P. centroamericana
5. P. india

Figura 13 - Aporte total de vitamina D (UI/día) en los cinco grupos étnicos (diagrama de caja representando los percentiles 10, 25, 50, 75 y 90 y los puntos individuales)

Los niveles en suero de 25(OH)VitD para la población total presentan una media de 35,8 ± 22,9 ng/ml y unos rangos mínimo de 2,0 y máximo de 150,0 ng/ml. Existen diferencias estadísticamente significativas ($p<0,0001$) entre los grupos étnicos, siendo las poblaciones caucásica (40,0 ± 19,7 ng/ml) y la subsahariana (40,4 ± 27,7 ng/ml) las que presentan unos valores medios superiores, seguidas de la población centroamericana (38,5 ± 16,0 ng/ml) mientras que la población magrebí (28,5 ± 19,1 ng/ml) y la población de la India (19,7 ± 13,5 ng/ml) presentan los valores mínimos (*Figura 14*).

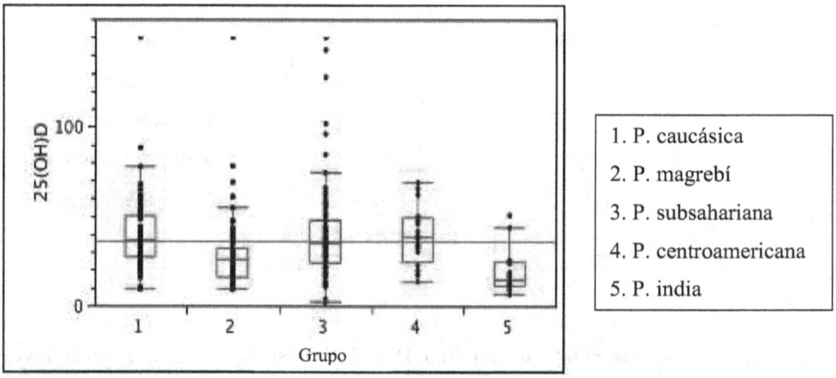

Figura 14 - Concentración sérica de 25(OH)VitD (ng/ml) en los cinco grupos étnicos (diagrama de caja representando los percentiles 10, 25, 50, 75 y 90 y los puntos individuales)

Los niveles en suero de PTH para la población total presentan una media de 31,7 ± 26,5 pg/ml y unos rangos mínimo de 7,8 y máximo de 407,4 pg/ml. Existen diferencias estadísticamente significativas ($p<0,05$) entre los grupos étnicos, siendo las poblaciones caucásica (27,3 ± 10,8 pg/ml) y la centroamericana (29,9 ± 13,5 pg/ml) las que presentan unos valores medios inferiores, seguidas de la población magrebí (33,0 ± 16,0 pg/ml) y la subsahariana (33,6 ± 41,4 pg/ml) mientras que la población de la India (39,3 ± 18,2 ng/ml) es la que presenta los valores máximos (*Figura 15*).

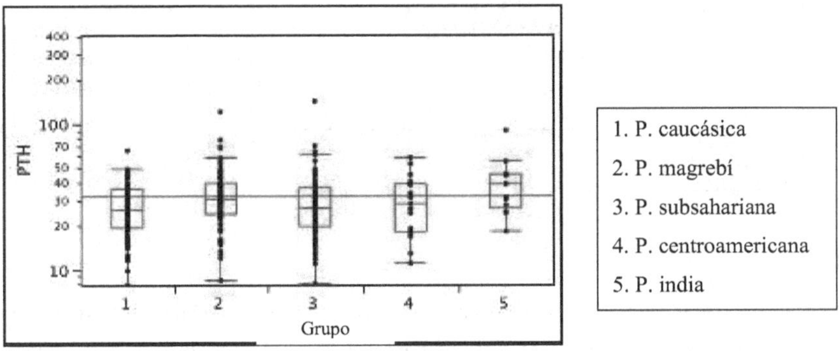

Figura 15 - Concentración sérica de PTH (pg/ml) en los cinco grupos étnicos (diagrama de caja representando los percentiles 10, 25, 50, 75 y 90 y los puntos individuales)

Los niveles en suero de P para la población total presentan una media de 5,6 ± 0,6 mg/dl y unos rangos mínimo de 2,3 y máximo de 7,4 mg/dl. Existen diferencias estadísticamente significativas ($p<0{,}05$) entre los grupos étnicos, siendo la población de la India (5,9 ± 0,5 mg/dl) la que presenta el valor máximo mientras que la población caucásica (5,5 ± 0,6 mg/dl) es la que presenta el valor mínimo (*Figura 16*).

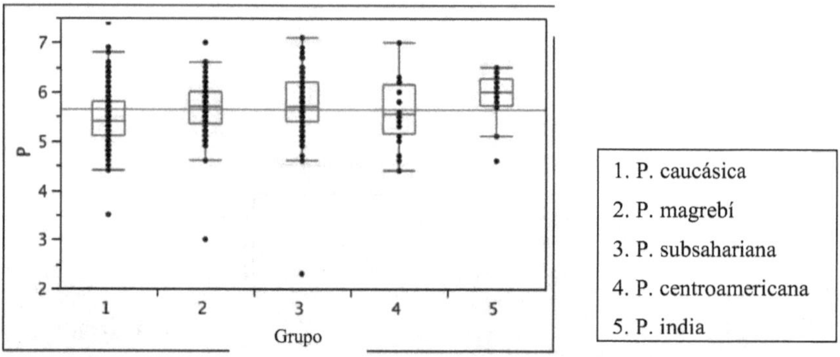

Figura 16 - Concentración sérica de P (mg/dl) en los cinco grupos étnicos (diagrama de caja representando los percentiles 10, 25, 50, 75 y 90 y los puntos individuales)

En la población total los valores de calcio y fósforo no presentan diferencias estadísticamente significativas (p: 0,50; p: 0,10) respectivamente entre los grupos que reciben diferentes niveles de profilaxis de vitamina D. (*Figura 17*). Los valores de 25(OH)D presenta diferencias estadísticamente significativas ($p<0,0001$) entre los niveles de profilaxis, siendo el grupo que recibe 1.100 UI/día el que muestra niveles más altos con respecto a los grupos que reciben 400 UI/día o el grupo que no recibe profilaxis. (*Figura 18*). Los valores de PTH no muestran diferencias estadísticamente significativas (p: 0,08) entre los grupos que reciben desiguales niveles de profilaxis de vitamina D. (*Figura 18*).

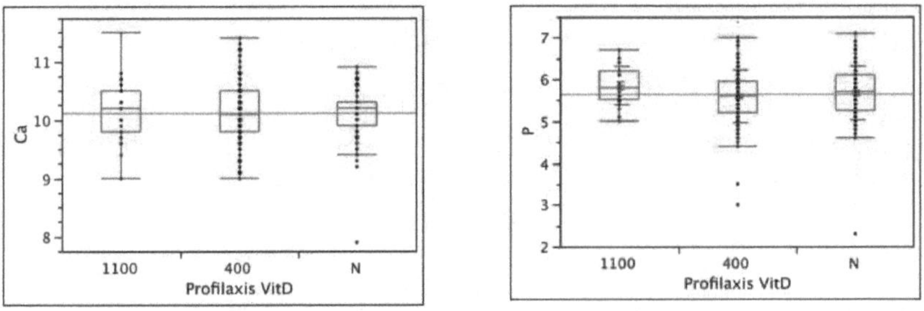

Figura 17 - Valores de calcio y fosforo en el momento de la exploración en los tres grados de profilaxis de vitamina D en la población total (diagrama de caja representando los percentiles 10, 25, 50, 75 y 90 y los puntos individuales)

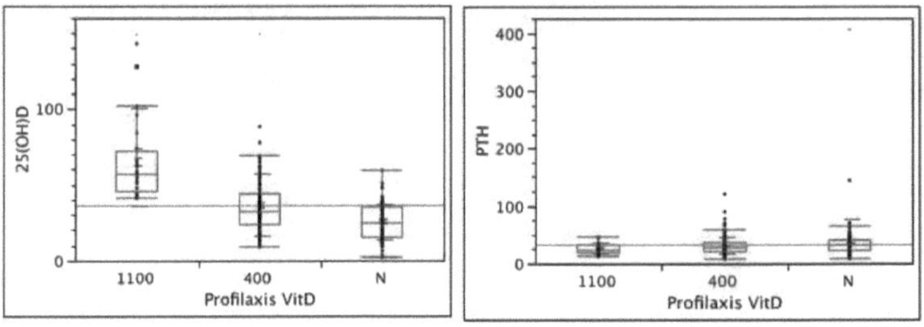

Figura 18 - Valores de 25(OH)D y PTH en el momento de la exploración en los tres grados de profilaxis de vitamina D en la población total (diagrama de caja representando los percentiles 10, 25, 50, 75 y 90 y los puntos individuales)

En la población subsahariana los valores de calcio y fósforo no presentan diferencias estadísticamente significativas (p: 0,52; p: 0,39) respectivamente entre los grupos que reciben diferentes niveles de profilaxis de vitamina D. (*Figura 19*). Los valores de 25(OH)D presenta diferencias estadísticamente significativas (p<0,0001) entre los diferentes niveles de profilaxis, siendo el grupo que recibe 1.100 UI/día el que presenta niveles más altos con respecto a los grupos que reciben 400 UI/día o el grupo que no recibe profilaxis. (*Figura 20*). Los valores de PTH no muestran diferencias estadísticamente significativas (p: 0,43) entre los grupos que reciben desiguales niveles de profilaxis de vitamina D. (*Figura 20*).

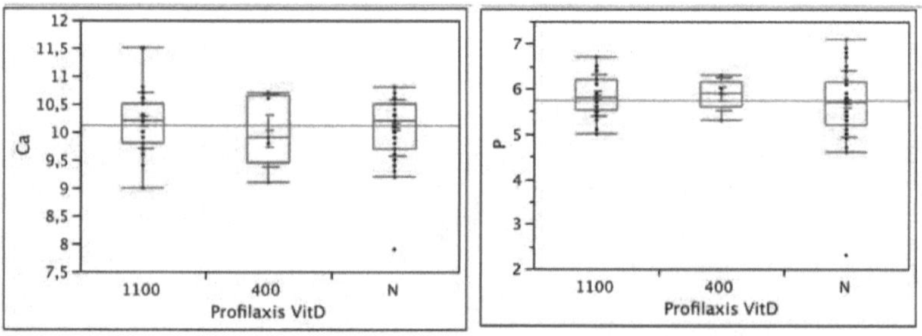

Figura 19 - Valores de calcio y fosforo en el momento de la exploración en los tres grados de profilaxis de vitamina D en la población subsahariana (diagrama de caja representando los percentiles 10, 25, 50, 75 y 90 y los puntos individuales)

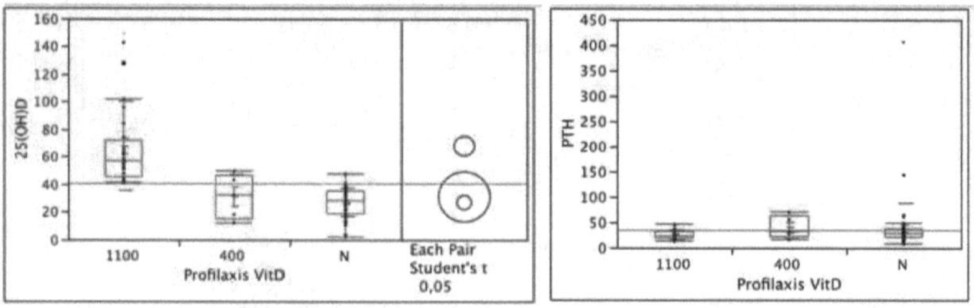

Figura 20 - Valores de 25(OH)D y PTH en el momento de la exploración en los tres grados de profilaxis de vitamina D en la población subsahariana (diagrama de caja representando los percentiles 10, 25, 50, 75 y 90 y los puntos individuales)

5.2.2 Correlaciones entre los parámetros del metabolismo fosfocálcico

Se han analizado las correlaciones entre las concentraciones séricas de 25(OH) D y el tiempo de lactancia materna, el índice de exposición solar, la ingesta diaria de Ca, el aporte total de Vitamina D, la talla-SDS y el IMC-SDS en el momento de la exploración y los niveles plasmáticos de $1{,}25(OH)_2$VitD, PTH, Ca, P, FA y prealbúmina. Se observan correlaciones estadísticamente significativas entre la 25(OH) D y el aporte total de vitamina D (r^2 ajustada=0,217; p<0,0001) (*Figura 21*), el índice de exposición solar (r^2 ajustada=0,017; p=0,0124) (*Figura 22*), la ingesta diaria de Ca (r^2 ajustada= –0,032; p=0,001) (*Figura 23*), la $1{,}25(OH)_2$VitD (r^2 ajustada=0,043; p=0,0013) (*Figura 24*), la PTH (r^2 ajustada= –0,0041; p=0,0003) (*Figura 25)* y el Ca (r^2 ajustada=0,019; p=0,0092) (*Figura 26*).

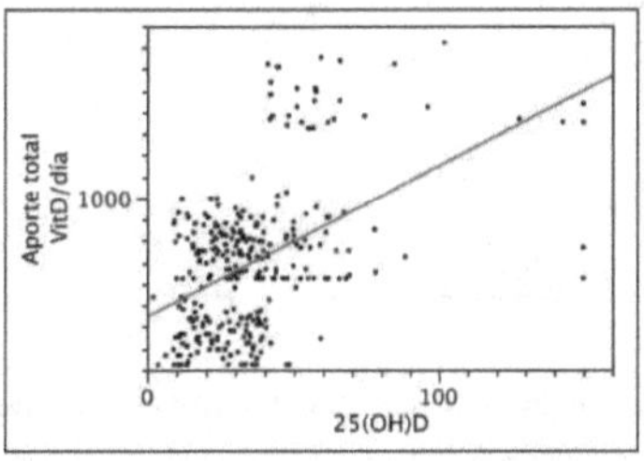

Figura 21 - Regresión lineal entre las concentraciones séricas de 25(OH)D (ng/ml) y el aporte diario de vitamina D

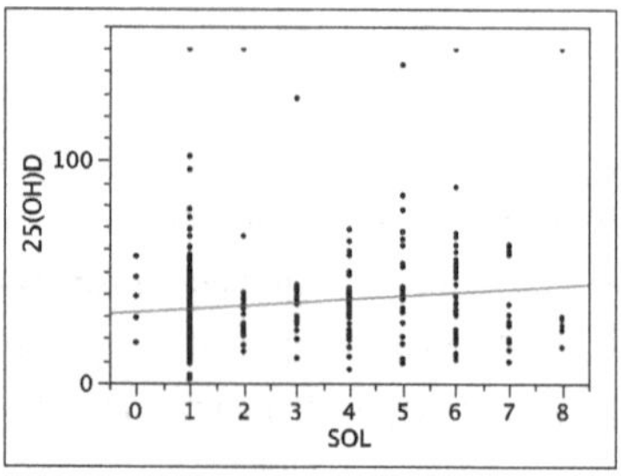

Figura 22 - Regresión lineal entre las concentraciones séricas de 25(OH)VitD (ng/ml) y el índice de exposición solar

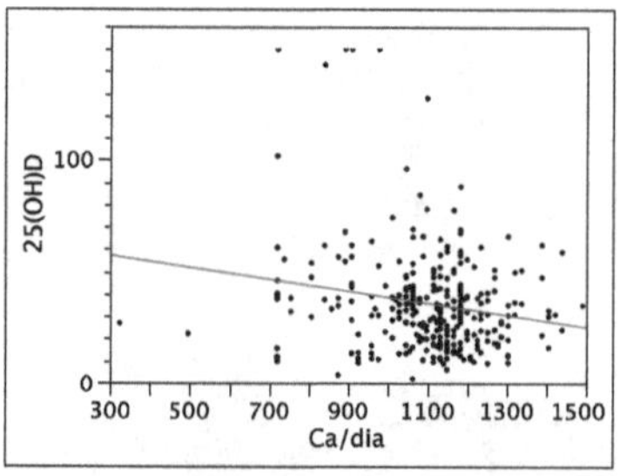

Figura 23 - Regresión lineal entre las concentraciones séricas de 25(OH)VitD (ng/ml) y la ingesta diaria de Ca (mg/día)

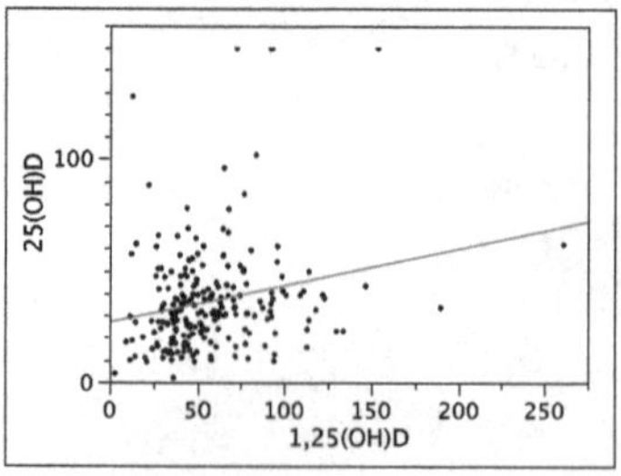

Figura 24 - Regresión lineal entre las concentraciones séricas de 25(OH)VitD (ng/ml) y las de 1,25(OH)2VitD (pg/ml)

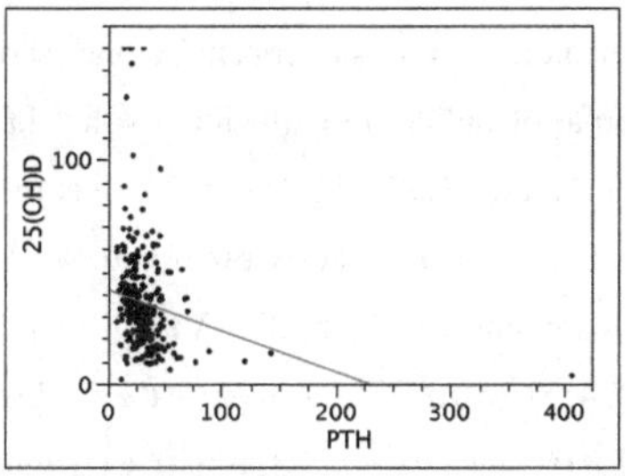

Figura 25 - Regresión lineal entre las concentraciones séricas de 25(OH)VitD (ng/ml) y las de PTH (pg/ml)

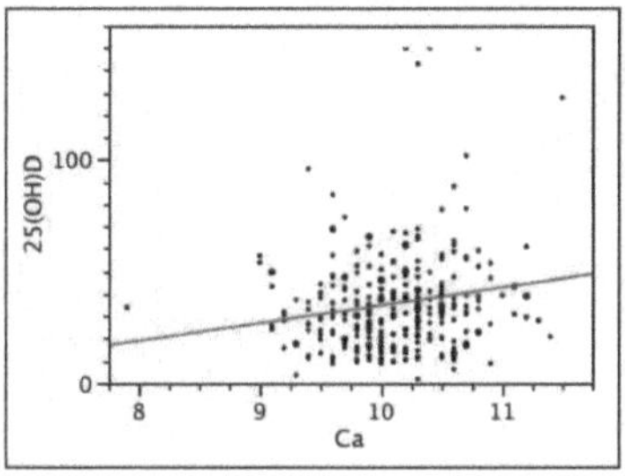

Figura 26 - Regresión lineal entre las concentraciones séricas de 25(OH)VitD (ng/ml) y las de Ca (mg/dl)

Se han analizado las correlaciones entre las concentraciones séricas de 1,25$(OH)_2$ D y el tiempo de lactancia materna, el índice de exposición solar, la ingesta diaria de Ca, el aporte total de Vitamina D, la talla-SDS y el IMC-SDS en el momento de la exploración y los niveles plasmáticos de PTH, Ca, P, FA y prealbúmina. Se observan correlaciones estadísticamente significativas entre la 1,25$(OH)_2$VitD y el índice de exposición solar (r^2 ajustada=0,010; p=0,024) (*Figura 27*), la ingesta diaria de Ca (r^2 ajustada= –0,018; p=0,025) (*Figura 28*) y el P (r^2 ajustada= 0,018; p=0,028) (*Figura 29*).

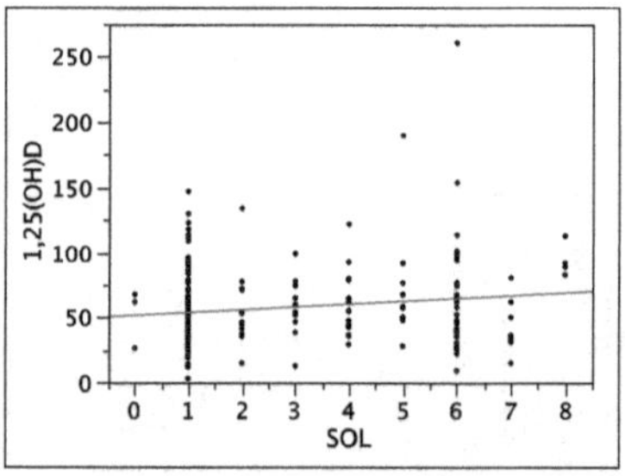

Figura 27 - Regresión lineal entre las concentraciones séricas de 1,25(OH)2 D (pg/ml) y el índice de exposición solar

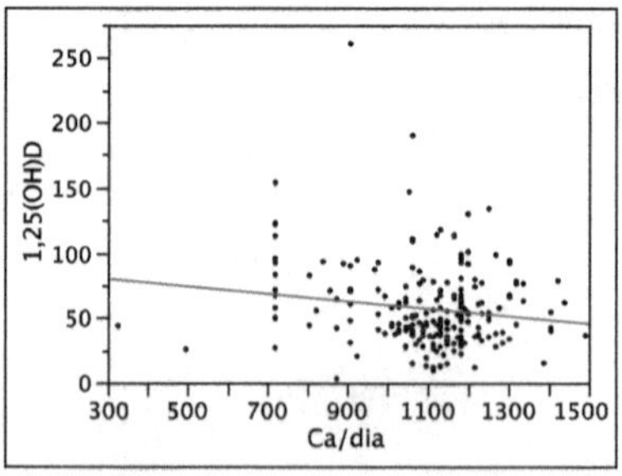

Figura 28 - Regresión lineal entre las concentraciones séricas de 1,25(OH)2 D (pg/ml) y la ingesta diaria de Ca (mg/día)

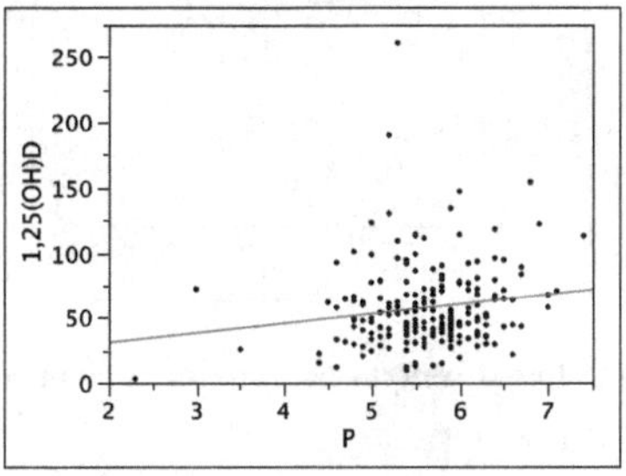

Figura 29 - Regresión lineal entre las concentraciones séricas de 1,25(OH)2VitD (pg/ml) y de P (mg/dl)

Se han analizado las correlaciones entre la ingesta diaria de Ca y el índice de exposición solar, el aporte total de VitD, la talla-SDS y el IMC-SDS en el momento de la exploración y los niveles plasmáticos de PTH, Ca, P, FA y prealbúmina. Se observan correlaciones estadísticamente significativas entre la ingesta diaria de Ca y el índice de exposición solar (r^2 ajustada=0,035; p=0,0005) (*Figura 30*), el Ca (r^2 ajustada= –0,025; p=0,0038) (*Figura 31)* y el P (r^2 ajustada= –0,028; p=0,0028) (*Figura 32*).

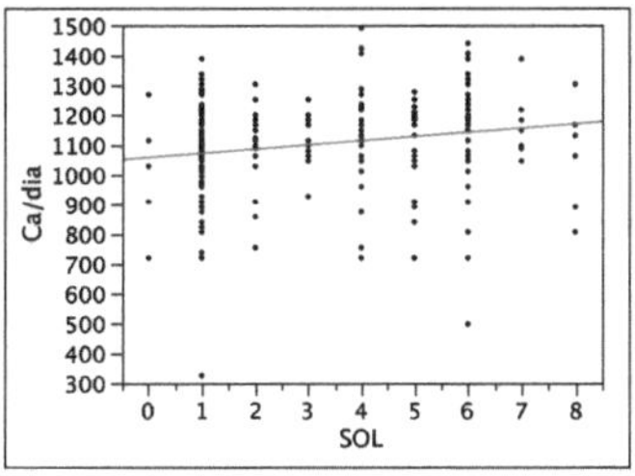

Figura 30 - Regresión lineal entre la ingesta diaria de Ca (mg/día) y el índice de exposición solar

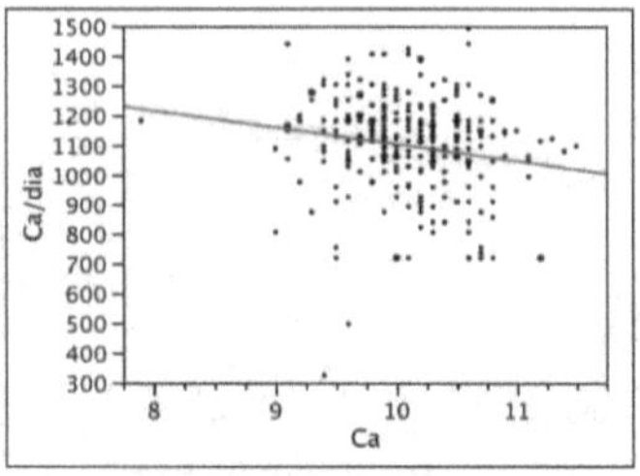

Figura 31 - Regresión lineal entre la ingesta diaria de Ca (mg/día) y la concentración sérica de Ca (mg/dl)

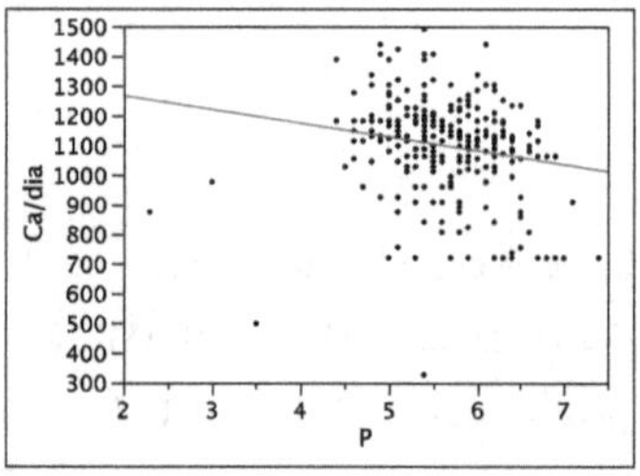

Figura 32 - Regresión lineal entre la ingesta diaria de Ca (mg/día) y la concentración sérica de P (mg/dl)

5.2.3 Grados de suficiencia en vitamina D

Se ha subdividido la población en 5 categorías en función de sus niveles séricos de 25(OH)VitD:

- Déficit grave: 25(OH)D < 10 ng/ml
- Déficit moderado: 25(OH)D $\geq$ 10 ng/ml e < 20 ng/ml
- Insuficiencia: 25(OH)D $\geq$ 20 ng/ml e < 30 ng/ml
- Suficiencia: 25(OH)D $\geq$ 30 ng/ml e < 80 ng/ml
- Elevado: 25(OH)D $\geq$ 80 ng/ml

La población total queda subdividida de la siguiente forma *(Figura 33):*

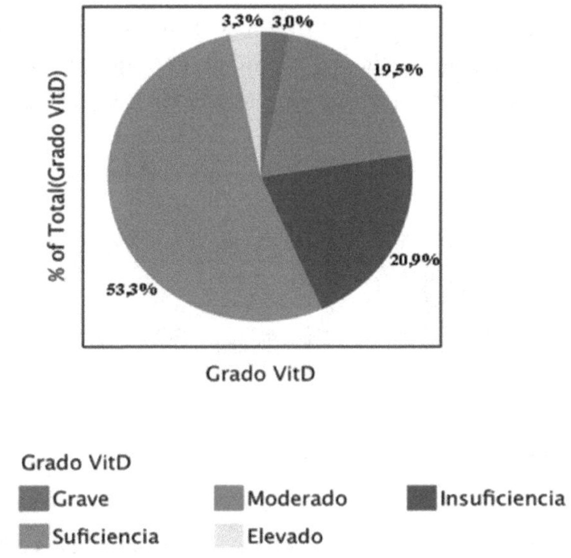

Figura 33 - Distribución de la población total en función de sus concentraciones séricas de 25(OH)VitD (gráfico de porcentajes de niños incluidos en cada categoría).

En la (*Figura 33)* se observa que un 3,3% de la población presenta niveles elevados de 25(OH)VitD, un 53,3% presenta unos niveles suficientes mientras que el 20,9% presenta una insuficiencia, el 19,5% presenta un déficit moderado y un 3,0% presenta un déficit grave.

Según esta clasificación en grados de suficiencia en vitamina D, las medias, la desviación estándar y los rangos máximo y mínimo de los parámetros relativos al metabolismo fosfocálcico se pueden observar en la (*Tabla 14)*.

Los resultados del tiempo de lactancia, del índice de exposición solar y de los niveles séricos de FA, Ca y P son similares en los cinco grados de suficiencia de vitamina D (*Tabla 14*). Son significativamente distintos los siguientes parámetros: la edad en el momento de la exploración ($p<0,0001$), siendo inferior la edad en los niños suficientes en vitamina D; la ingesta de Ca al día ($p=0,029$); el aporte total de VitD al día ($p<0,0001$); los niveles de 25(OH)VitD ($p<0,0001$) y de 1,25$(OH)_2$VitD ($p<0,0001$) (*Figura 34*); y finalmente, los niveles séricos de PTH ($p=0,0015$) (*Figura 35*), disminuyendo los valores inversamente al incremento de los metabolitos de vitamina D.

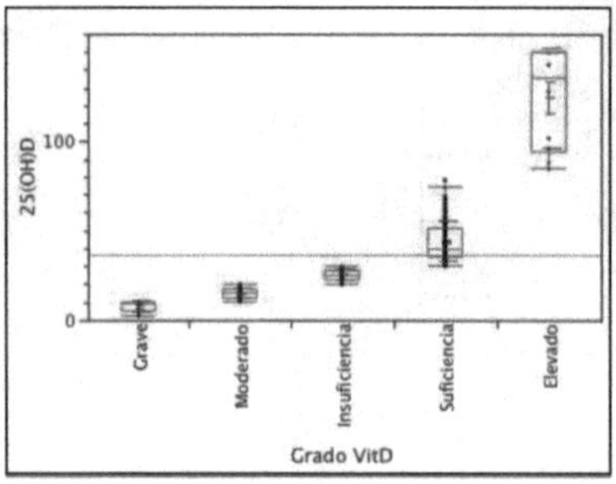

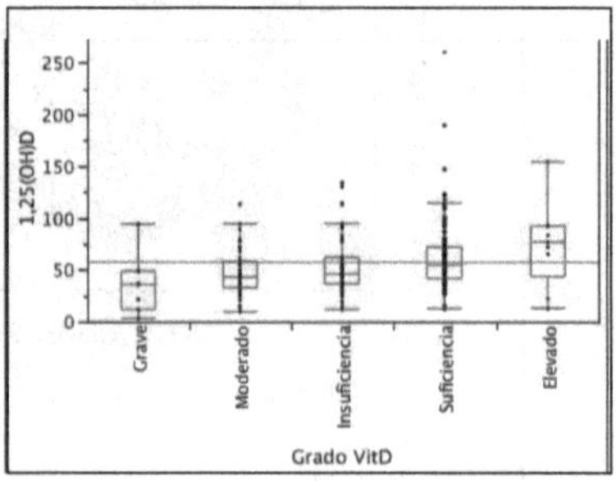

Figura 34 - Concentración sérica de 25(OH)VitD (ng/ml) y de 1,25(OH)2VitD (pg/ml) en los cinco grados de suficiencia en vitamina D (diagrama de caja representando los percentiles 10, 25, 50, 75 y 90 y los puntos individuales)

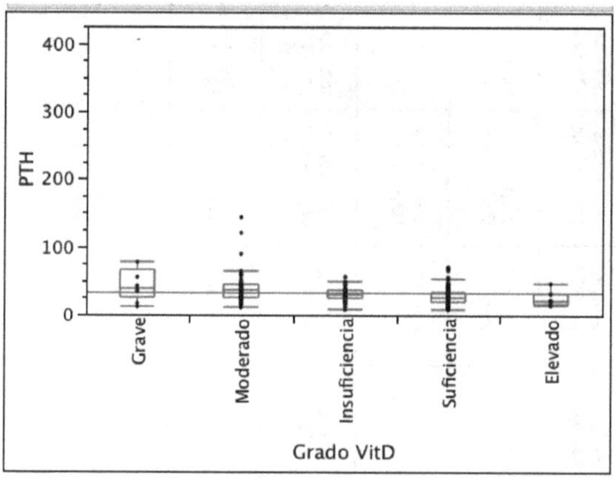

Figura 35 - Concentración sérica de PTH (pg/ml) en los cinco grados de suficiencia en vitamina D (diagrama de caja representando los percentiles 10, 25, 50, 75 y 90 y los puntos individuales)

Tabla 14 - Resultados de ingesta de calcio, aporte de vitamina D y niveles de parámetros del metabolismo fosfocálcico según los grados de suficiencia en vitamina D

GRADOS SUFICIENCIA VITAMINA D	Edad * (años)	Meses lactancia (meses)	Índice exposición solar	Ingesta Ca (mg/día) **	Aporte Vit D (UI/día)	25(OH)D * (ng/ml)	1,25(OH)D * (pg/ml)	PTH *** (pg/ml)	FA (UI/L)	Ca (mg/dl)	P (mg/dl)
Déficit grave Media ± DS Rango n=9	2,0 ± 0,8 1,0 – 3,7	9,1 ± 5,5 2,0 – 18,0	2,4 ± 2,3 1,0 – 7,0	1115,2 ± 142,5 874,3 – 1302,9	498,0 ± 287,3 225,0 – 896,4	7,6 ± 2,9 2,0 – 9,7	35,9 ± 30,0 3,1 – 94,0	79,9 ± 124,3 11,8 – 407,4	353,2 ± 325,8 203,0 – 1204,0	10,0 ± 0,5 9,3 – 10,9	5,4 ± 1,3 2,3 – 6,6
Déficit moderado Media ± DS Rango n=59	2,2 ± 1,1 0,3 – 5,6	7,3 ± 6,0 0,0 – 24,0	2,3 ± 2,1 0,0 – 8,0	1109,0 ± 149,3 720,0 – 1405,7	534,2 ± 230,5 225,0 – 996,4	14,9 ± 2,9 10,0 – 19,9	46,9 ± 22,6 9,5 – 113,0	39,2 ± 22,7 11,0 – 143,3	273,4 ± 206,3 133,0 – 1586,0	10,0 ± 0,4 9,2 – 10,7	5,7 ± 0,6 4,6 – 7,4
Insuficiencia Media ± DS Rango n=63	2,2 ± 0,9 0,4 – 4,0	7,2 ± 6,9 0,0 – 24,0	3,0 ± 2,4 0,0 – 8,0	1116,2 ± 166,1 325,7 – 1440,0	617,8 ± 228,5 225,0 – 996,4	25,1 ± 2,9 20,0 – 29,9	53,7 ± 28,6 11,8 – 134,0	30,6 ± 9,5 8,0 – 55,9	269,7 ± 342,6 123,0 – 2910,0	10,0 ± 0,5 9,1 – 11,4	5,5 ± 0,6 3,5 – 6,7
Suficiencia Media ± DS Rango n=161	1,5 ± 0,8 0,2 – 5,0	5,7 ± 5,8 0,0 – 32,0	3,0 ± 2,1 0,0 – 7,0	1095,1 ± 161,2 720,0 – 1491,4	768,7±359,2 225,0-1653,6	43,8 ± 11,3 30,1 – 78,1	62,3 ± 33,3 12,5 – 261,0	27,6 ± 11,8 7,8 – 70,4	313,3 ± 547,7 125,0 – 5160,0	10,1 ± 0,6 7,9 – 11,2	5,7 ± 0,6 3,0 – 7,1
Elevado Media ± DS Rango n=10	1,3 ± 0,6 0,4 – 2,2	6,1 ± 6,4 0,0 – 18,0	3,8 ± 2,5 1,0 – 8,0	946,2 ± 158,3 720,0 – 1182,9	1240,7±389,6 625,0-1725,0	124,2 ± 28,2 84,5 – 150,0	74,6 ± 41,3 12,9 – 154,0	23,7 ± 10,1 14,2 – 46,2	218,0 ± 39,1 120,0 – 255,0	10,4 ± 0,6 9,4 – 11,5	5,8 ± 0,7 4,4 – 6,8

Comparación entre las diferentes poblaciones:

* p<0,0001

** p=0,029

*** p=0,0015

Se ha analizado la distribución de los niños de las distintas poblaciones en función de los cinco grados de suficiencia en vitamina D (*Tabla 15*). En el déficit grave, la población más representada es la magrebí (44,4%) seguida de las poblaciones subsahariana y de la India (ambas 22,2%) y, finalmente, de la caucásica (11,2%). Ningún niño de la población centroamericana presenta un déficit grave de vitamina D. El déficit moderado también es más frecuente en la población magrebí (44,1%), seguida de la población subsahariana (27,1%); la población centroamericana es la menos representada en este grupo (6,8 %). El grado de insuficiencia se presenta en el 36,5% de la población magrebí, seguida de la subsahariana (30,1%) y la caucásica (28,6%) mientras que las poblaciones de la India y centroamericana están muy poco representadas. El grado considerado suficiente en vitamina D es más frecuente en la población subsahariana (34,8%), seguida de la caucásica (34,2%), de la magrebí (20,5%), de la centroamericana (9,3%) y es casi inexistente en la población de la India (1,2%). El 70% de los niños con niveles de vitamina D superiores a 80 ng/ml pertenece a la población subsahariana.

En la población caucásica, el 67,2% presenta niveles suficientes de vitamina D y sólo un 7,3% y un 1,2% presentan un déficit moderado y grave, respectivamente (*Tabla 15*). En la población magrebí, sólo el 37,9% de los niños presentan niveles suficientes de vitamina D, el 26,4% son insuficientes, el 30% presentan un déficit moderado y el 4,6% un déficit grave. De la población subsahariana, el 56% tiene niveles suficientes de vitamina D, el 19% son insuficientes, el 16% presentan un déficit moderado y el 2% un déficit grave. El 75% de la población centroamericana es suficiente en vitamina D, sólo el 5% es insuficiente pero un 20% presenta un déficit moderado. La población de la India presenta los niveles más bajos de vitamina D: sólo el 15,4% es suficiente, el 15,4% es insuficiente pero el 53,8% presenta un déficit moderado y el 15,4% un déficit grave.

Tabla 15 - Distribución de los niños de las distintas poblaciones en función de los cinco grados de suficiencia en vitamina D

	Déficit grave (n=9)			Déficit moderado (n=59)			Insuficiencia (n=63)			Suficiencia (n=161)			Elevado (n=10)		
	n	% etnia	% grado	n	% etnia	% grado	n	% etnia	% grado	n	% etnia	% grado	n	% etnia	% grado
1. P. CAUCÁSICA (n=82/85)	1	1,2	11,2	6	7,3	10,2	18	21,9	28,6	55	67,2	34,2	2	2,4	20,0
2. P. MAGREB (n=87)	4	4,6	44,4	26	30,0	44,1	23	26,4	36,5	33	37,9	20,5	1	1,1	10,0
3. P. SUBSAHARA (n=100/101)	2	2,0	22,2	16	16,0	27,1	19	19,0	30,1	56	56,0	34,8	7	7,0	70,0
4. P. CENTROAMÉRICA (n=20)	0	-	-	4	20,0	6,8	1	5,0	1,6	15	75,0	9,3	0	-	-
5. P. INDIA (n=13/14)	2	15,4	22,2	7	53,8	11,8	2	15,4	3,2	2	15,4	1,2	0	-	-

Tabla 16 - Distribución de los niños de las distintas poblaciones en función de los niveles de PTH

	PTH ≤65 pg/ml (n=289)			PTH >65 pg/ml (n=9)		
	n	% etnia	% P total	n	% etnia	% P total
POBLACIÓN TOTAL (n=298/307)	289	-	97,0	9	-	3,0
1. P. CAUCÁSICA (n=82/85)	81	98,8	27,2	1	1,2	0,3
2. P. MAGREB (n=85/87)	81	95,3	27,2	4	4,7	1,3
3. P. SUBSAHARA (n=99/101)	96	97,0	32,2	3	3,0	1,1
4. P. CENTROAMÉRICA (n=20/20)	19	100	6,7	0	-	-
5. P. INDIA (n=12/14)	12	91,7	4,0	1	8,3	0,3

P total: población total

5.2.4 Distribución de los niños según los niveles de PTH

Se han establecido dos grupos en función de las concentraciones séricas de PTH:

- valores normales (PTH $\leq$ 65 pg/ml)
- valores elevados (PTH > 65 pg/ml)

La (*Tabla 16*) muestra la distribución de la población total y de las distintas etnias según estos dos grupos.

El 97,0% de la población presenta valores normales de PTH mientras que el 3% presenta valores elevados (>65 pg/ml). En la población caucásica, el 98,8% es normal respecto a este parámetro mientras que el 1,2% presenta PTH elevada. En la población magrebí, el 95,3% es normal y el 4,7% presenta valores elevados. En la población subsahariana, el 97% es normal y el 3% presenta valores elevados. En la población centroamericana, el 100% es normal. En la población de la India, el 91,7% presenta valores normales y el 8,3% presenta valores elevados de PTH.

Entre los niños con valores de PTH superiores a 65 pg/ml, el 11,1% son caucásicos, el 44,4% magrebíes, el 33,4% de la población subsahariana y el 11,1% pertenece a la población india.

La distribución del número de niños en estos dos grupos de niveles de PTH según el grado de suficiencia en vitamina D que presentan se observa en las (*Figuras 36* y *37*).

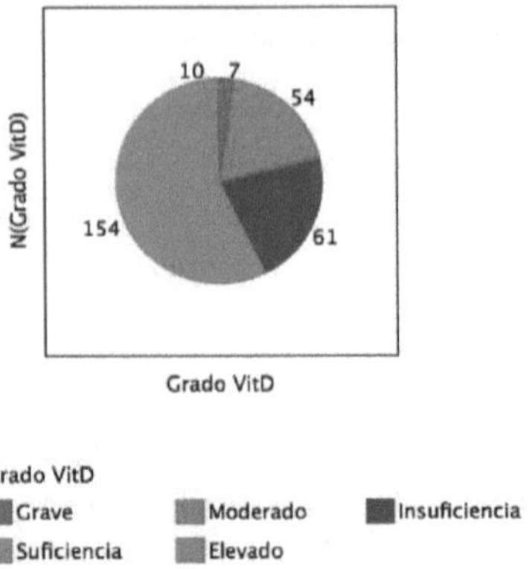

Figura 36 - Número de niños con valores de PTH ≤ 65 pg/ml en los cinco grados de suficiencia en vitamina D (gráfico de número de niños incluidos en cada grado)

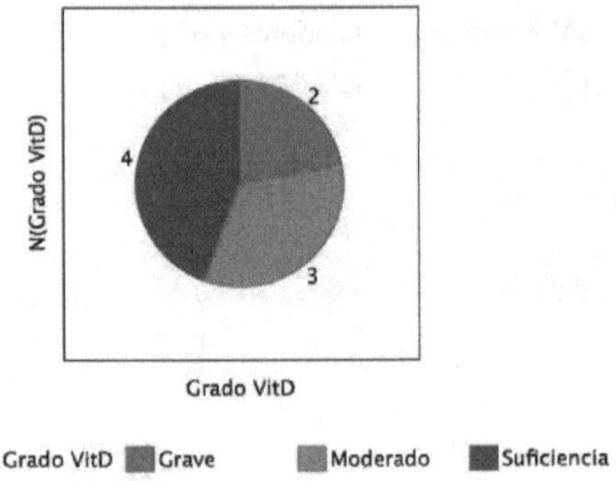

Figura 37 - Número de niños con valores de PTH > 65 pg/ml en los cinco grados de suficiencia en vitamina D (gráfico de número de niños incluidos en cada grado)

En el grupo de niños con valores normales de PTH (≤ 65 pg/ml), se observan 7 niños (2,4%) con un déficit grave de vitamina D, 54 (18,7%) con déficit moderado, 61 (22,1%) con insuficiencia, 154 (53,3%) son suficientes y 10 (3,5%) presentan valores elevados de vitamina D. En el grupo de 9 niños con valores de PTH superiores a 65 pg/ml, 2 (22,2%) presentan un déficit grave, 3 (33,3%) un déficit moderado y 4 (44,5%) son suficientes en vitamina D.

Tabla 17 - Distribución de la población con valores de PTH > 65 pg/ml

Grupo	Edad decimal	IMC SDS	Vit D total/día	SOL	Profilaxis Vit D	PTH	FA	25(OH)D	Ca	P	Fe	Ferritina	Hto	Hb	Estación
Rumania	3.17	-0.41	382.14	6	400	65.56	177	51	10	5.9	66	27	42	14.7	OTOÑO
Marruecos	1.33	-0.88	425	1	N	69.66	252	38.2	10.3	5.8	34	21	39	13.7	INVIERNO
Gambia	1	0.57	225	1	N	407.4	1204	3.7	9.3	2.3	30	26	35	11.3	INVIERNO
Marruecos	0.33	-0.35	225	1	400	67.64	448	37.9	10.6	5	19	53	39	13.2	PRIMAVERA
Mali	3.58	-0.17	410.71	1	400	70.39	208	32.3	9.9	6.3	108	61	38	12.9	PRIMAVERA
Argelia	0.33	-0.52	225	1	400	120.5	480	10	10.1	7	28	252	37	12.9	VERANO
India	1.25	-1.45	253.57	1	400	89.3	299	14.5	9.8	4.6	25	12	32	10.2	OTOÑO
Gambia	0.58	-0.95	225	1	N	143.3	937	13.6	9.5	4.7	31	64	34	11.5	OTOÑO
Marruecos	1.25	-0.66	396.43	7	400	77.43	261	9.7	10.1	5.7	41	11	33	10.7	INVIERNO

En el grupo de niños con valores elevados de PTH (>65pg/ml) la *Tabla 17* muestra la distribución de los niños en función de las alteraciones de fosfatasa alcalina y niveles de vitamina D.

Subsahara: 2 de los 3 niños presentan un déficit de vitamina D y elevación de FA compatible con raquitismo bioquímico.

Magreb: 2 de los 4 niños presentan un déficit de vitamina D. Dos de ellos con elevación de FA.

India: 1 niño con déficit de vitamina D y elevación de FA.

Caucásico: 1 niño con cifras normales de vitamina D y FA.

5.2.5 Concentraciones elevadas de fosfatasa alcalinas

De la población total, 68 niños presentan valores elevados (>281 UI/L) de fosfatasa alcalina (FA) lo que representa el 22,2%.

La *Tabla 18* muestra la distribución de la población total y de las distintas etnias de estos niños.

Tabla 18 - Distribución de los niños con concentraciones elevadas de FA

	FA >281 UI/L (n=68)		
	n	**% etnia**	**% P total**
POBLACIÓN TOTAL (n=305/307)	68	-	22,2
1. P. CAUCÁSICA (n=84/85)	12	14,3	3,9
2. P. MAGREB (n=86/87)	21	24,4	6,9
3. P. SUBSAHARA (n=101/101)	26	25,7	8,5
4. P. CENTROAMÉRICA (n=20/20)	4	20,0	1,3
5. P. INDIA (n=14/14)	5	35,7	1,6

P total: población total

Los valores elevados de FA se observan en el 14,3% de la población caucásica, en el 24,4% de la población magrebí, en el 25,7% de la población subsahariana, en el 20,0% de la población centroamericana y en el 35,7% de la población de la India.

Entre los niños con valores de FA superiores a 281 UI/L, el 17,6% son caucásicos, el 30,9% son magrebíes, el 38,2% son de la población subsahariana, el 5,9% pertenece a la población centroamericana y el 7,4% son de la población de la India.

5.2.5.1 Niños de la población caucásica con FA > 281 UI/L (n=12)

La *Tabla 19* muestra la valores individuales de FA, Ca, P, 25(OH)VitD y PTH de los 12 niños caucásicos con FA elevada.

Los niños caucásicos con FA elevada presentan concentraciones normales de Ca, P, 25(OH)VitD y PTH. Los tres niños con valores máximos de FA (2475, 4399 y 5160 UI/L) recibían una incorrecta alimentación, insuficiente en derivados lácteos y rica en soja.

Tabla 19 - Valores individuales de FA, calcemia, fosforemia, 25(OH)VitD y PTH de los 12 niños caucásicos con FA elevada

Niños caucásicos	FA (UI/L)	Ca (mg/dl)	P (mg/dl)	25(OH)D (ng/ml)	PTH (pg/ml)
1	4399		6,4	36,1	19,4
2	5160	10,1	6,5	40,3	14,6
3	371			49,7	43,7
4	295	10,5	5,7	77,7	30,4
5	2475	9,8	5,1	59,2	14,1
6	282	10,5	6,3	31,8	25,8
7	320	10,7	6,9	39,4	38,0
8	307	11,4	6,1	21	19,1
9	283	10	5,8	57,7	36,4
10	344	10,8	5,5	52,2	23,6
11	418	10,1	5,4	30,5	28,2
12	306	10,6	5,4	35	23,8

5.2.5.2 Niños de la población magrebí con FA > 281 UI/L (n=21)

La *Tabla 20* muestra la valores individuales de FA, Ca, P, 25(OH)VitD y PTH de los 21 niños magrebíes con FA elevada.

Los niños magrebíes con FA elevada presentan concentraciones normales de Ca, P, 25(OH)VitD y PTH excepto un niño (nº 13) que presenta un déficit grave de 25(OH)VitD, aunque su PTH es normal, y 6 niños que presentan un déficit moderado de 25(OH)VitD, aunque sólo uno de ellos presenta un PTH elevada (nº 5). El valor máximo de FA es de 2910 UI/L, aunque el resto de parámetros son normales.

Tabla 20 - Valores individuales de FA, calcemia, fosforemia, 25(OH)VitD y PTH de los 21 niños magrebíes con FA elevada

Niños magrebíes	FA (UI/L)	Ca (mg/dl)	P (mg/dl)	25(OH)D (ng/ml)	PTH (pg/ml)
1	448	10,6	5	37,9	67,6
2	334	10	5,6	17	41,9
3	1586	9,9	5,7	17,6	
4	2910	10	6	28,4	30,9
5	480	10,1	7	10	120,5
6	297	10,4	6,5	22,1	15,3
7	304	11,3	6	28,1	18,9
8	312	10,4	6	20,1	32,6
9	356	10,9	5,8	47,2	24,6
10	355	10	5,8	10,9	24,7
11	312	9,7	5	37,3	18,2
12	330	10,2	6,3	13,7	35,3
13	416	9,6	5,4	9,4	34,0
14	287	10,1	6,1	54,8	23,4
15	293	10,2	5,4	31,5	22,9
16	282	9,7	5,1	43,1	12,7
17	291	9,9		24,1	30,3
18	325	9,9	5,8	20,5	33,7
19	324	9,6		23,5	25,1
20	303	10,5	6,2	29,5	29,5
21	298	9,9	6	15,5	45,0

5.2.5.3 Niños de la población subsahariana con FA > 281 UI/L (n=26)

La *Tabla 21* muestra la valores individuales de FA, Ca, P, 25(OH)VitD y PTH de los 26 niños subsaharianos con FA elevada.

Los niños subsaharianos con FA elevada presentan concentraciones normales de Ca, P, 25(OH)VitD y PTH excepto un niño (nº 4) que presenta un déficit grave de 25(OH)VitD que se acompaña de P bajo y PTH elevada, asimismo 7 niños más presentan un déficit moderado de 25(OH)VitD que se acompaña en uno solo de ellos (nº 6) de PTH elevada. El niño nº 20 presenta niveles de calcio disminuidos (7,9 mg/dl) a pesar de que tanto la 25(OH)VitD como la PTH son normales.

Tabla 21 - Valores individuales de FA, calcemia, fosforemia, 25(OH)VitD y PTH de los 26 niños subsaharianos con FA elevada

Niños subsaharianos	FA (UI/L)	Ca (mg/dl)	P (mg/dl)	25(OH)D (ng/ml)	PTH (pg/ml)
1	309	10,2	5,5	23,9	27,9
2	312	9,6		57,3	21,6
3	305	10,6	5,3	12,1	16,1
4	1204	9,3	2,3	3,7	407,4
5	341	10,5	6,1	33,9	32,6
6	937	9,5	4,7	13,6	143,3
7	343	10,4	6,2	37,6	18,8
8	457	9,1	6	43,3	32,1
9	296	10,6	5,7	11,5	61,1
10	291	10,3	6,8	35,2	20,7
11	299	9,8	6,1	52,6	
12	407	10,3	6,7	51,1	44,3
13	390	9,2	5,4	32	40,5
14	288	9,7	5,6	41,8	28,9
15	392	9,4	5,4	12,3	44,3
16	289	9,9	6,2	65,9	45,9
17	304	10,5	5,2	11,6	64,2
18	384	10,5	5,8	42,7	23,4
19	287	10,3	6,9	37,6	37,5
20	318	7,9	5,5	34	41,1
21	289	10,5	6,1	12,8	35,2
22	1272	10,2	5,5	38,7	18,0
23	324	9,7	6,2	74,3	19,8
24	338	10,7	5,9	18,2	26,7
25	371			41,8	15,9
26	299	9,9	5,8	38,6	33,8

5.2.5.4 Niños de la población centroamericana con FA > 281 UI/L (n=4)

La *Tabla 22* muestra la valores individuales de FA, Ca, P, 25(OH)VitD y PTH de los 4 niños centroamericanos con FA elevada.

Los niños centroamericanos con FA elevada presentan concentraciones normales de Ca, P, 25(OH)VitD y PTH.

Tabla 22 - Valores individuales de FA, calcemia, fosforemia, 25(OH)VitD y PTH de los 4 niños centroamericanos con FA elevada

Niños centroamericanos	FA (UI/L)	Ca (mg/dl)	P (mg/dl)	25(OH)D (ng/ml)	PTH (pg/ml)
1	299	10	6,2	37,6	17,3
2	315	10,2	6,2	50	19,2
3	304	10,5	6	34,4	26,0
4	298	10,5	5,8	32,4	24,4

5.2.5.5 Niños de la población de la India con FA > 281 UI/L (n=5)

La *Tabla 23* muestra la valores individuales de FA, Ca, P, 25(OH)VitD y PTH de los 5 niños de la India con FA elevada.

Los niños de la India con FA elevada presentan concentraciones normales de Ca, P, 25(OH)VitD y PTH excepto dos niños que presentan un déficit moderado de 25(OH)VitD y la PTH elevada en sólo uno de ellos (nº 1).

Tabla 23 - Valores individuales de FA, calcemia, fosforemia, 25(OH)VitD y PTH de los 5 niños de la India con FA elevada

Niños de la India	FA (UI/L)	Ca (mg/dl)	P (mg/dl)	25(OH)D (ng/ml)	PTH (pg/ml)
1	299	9,8	4,6	14,5	89,3
2	316	10,6	6,3	18,9	31,3
3	389	9,9	6,2	23,9	43,7
4	314	10,3	5,9	25,6	27,6
5	322	11,1	6,4	43,8	18,2

5.2.6 Concentraciones anómalas de calcemia

De la población total de 307 niños, sólo un niño subsahariano presenta una calcemia por debajo de 8,6 mg/dl (valor de referencia del laboratorio de estudio).

La *Tabla 24* muestra los parámetros del metabolismo fosfocálcico en este niño.

Tabla 24 - Metabolismo fosfocálcico en niños con hipocalcemia

	Ca (mg/dl)	P (mg/dl)	FA (UI/L)	25(OH)VitD (ng/ml)	$1,25(OH)_2VitD$ (pg/ml)	PTH (pg/ml)
Subsahariano	7,9	5,5	318	34,0	40,8	41,1

A pesar de las concentraciones bajas en calcio ni la 25(OH)VitD ni la PTH son anómalas en este niño.

5.2.7 Concentraciones anómalas de fosforemia

De la población total de 307 niños, sólo tres de ellos (un niño caucásico, un magrebí y otro subsahariano) presentan una fosforemia por debajo de 4,4 mg/dl. La *Tabla 25* muestra los parámetros del metabolismo fosfocálcico en estos niños.

Tabla 25 - Metabolismo fosfocálcico en niños con hipofosforemia

	Ca (mg/dl)	**P (mg/dl)**	**FA (UI/L)**	**25(OH)VitD (ng/ml)**	**1,25(OH)$_2$VitD (pg/ml)**	**PTH (pg/ml)**
Caucásico	9,6	3,5	123,0	22,3	25,6	36,4
Magrebí	9,2	3,0	189,0	30,6	72,0	12,0
Subsahariano	9,3	2,3	1204,0	3,7	3,1	407,4

Los niños caucásico y magrebí presentan valores normales en el resto de parámetros del metabolismo fosfocálcico. Sin embargo, el niño subsahariano presenta un raquitismo bioquímico claro (déficit grave de vitamina D en sus dos formas metabólicas y niveles elevados de PTH y FA). Este niño presentaba también un raquitismo clínico, aunque no se pudo completar el estudio radiológico.

5.2.8 Análisis de las estaciones del año en la extracción de sangre

El 68,7% de las muestras se han obtenido en las épocas de invierno y primavera, que son consideradas las épocas de menor exposición solar, y el 31,3% se han recogido en el período de verano y otoño.

No se observan diferencias estadísticamente significativas en los niveles de 25(OH)VitD entre las muestras recogidas en los dos períodos mencionados anteriormente (*Figura 38*).

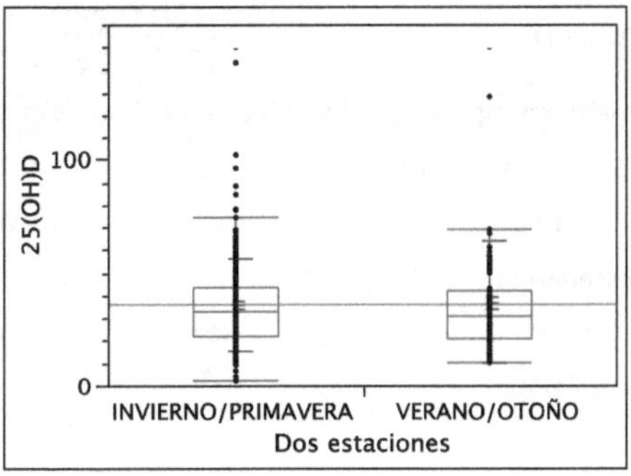

Figura 38 - Valores de 25(OH)VitD (ng/ml) en el momento de la exploración en los dos períodos de extracción de sangre (invierno/primavera y verano/otoño) (diagrama de caja representando los percentiles 10, 25, 50, 75 y 90 y los puntos individuales)

Se ha analizado la distribución de los niños según los grados de suficiencia en vitamina D y los períodos del año en la extracción de la sangre (*Tabla 26).*

En todos los grados de suficiencia en vitamina D, predominan las extracciones realizadas en el período de invierno/primavera. Sólo cabe destacar que en todos los déficits graves de suficiencia en vitamina D la extracción de sangre se realizó en la estación invierno/primavera.

Tabla 26 - Distribución de los niños en función de los grados de suficiencia en vitamina D y del período del año en la extracción de sangre

	Grados de suficiencia en vitamina D				
Período del año en la extracción de sangre	**GRAVE (n=9)**	**MODERADO (n=59)**	**INSUFICIENCIA (n=63)**	**SUFICIENCIA (n=161)**	**ELEVADO (n=10)**
INVIERNO/PRIMAVERA n (%)	9 (4,3%)	37 (17,8%)	40 (19,2%)	116 (55,8%)	6 (2,9%)
VERANO/OTOÑO n (%)	0 (0%)	22 (23,4%)	23 (24,5%)	45 (47,8%)	4 (4,3%)

5.2.9 Análisis de parámetros relacionados con los niveles de 25(OH) D

El análisis de regresión múltiple entre los niveles de 25(OH)VitD y los diferentes parámetros clínicos y bioquímicos implicados en el metabolismo fosfocálcico muestra que el 43,9 % (r^2 ajustada=0,439; $p<0,0001$) de este parámetro puede ser explicado por el aporte total de vitamina D ($p<0,0001$), el índice de exposición solar ($p=0,0004$), por la ingesta diaria de calcio ($p=0,0005$), por los niveles de PTH ($p=0,0067$) y por la edad en el momento de la exploración ($p=0,0264$).

5.3 Análisis del metabolismo del hierro

5.3.1 Análisis de los parámetros individuales del metabolismo del hierro

Los parámetros estudiados han sido: hematocrito, hemoglobina, Fe, ferritina, albúmina y prealbúmina (*Tabla 27*).

Se analizaron la media y la desviación estándar para cada parámetro y para cada etnia y se diferenciaron los rangos máximo y mínimo. Se evaluaron las diferencias estadísticamente significativas entre los grupos étnicos para cada parámetro, aplicando el test no paramétrico de Kruskal-Wallis con la aproximación de Chi-cuadrado.

Los resultados de albúmina (4,5 ± 0,3 g/dl) y prealbúmina (15,8 ± 3,7 mg/dl) son similares en todos los grupos étnicos.

Los valores de hematocrito y hemoglobina presentan diferencias estadísticamente significativas (p<0,0001) entre los grupos étnicos, siendo las poblaciones caucásica y magrebí las que presentan valores medios superiores, seguidas de la población centroamericana y subsahariana mientras que la población de la India es la que presenta los valores más bajos (*Figura 39*).

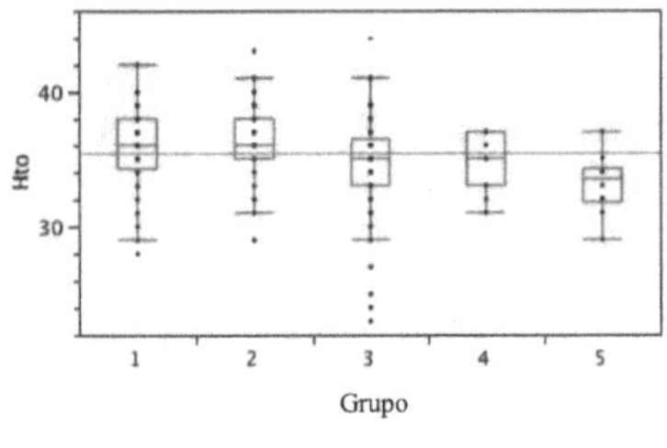

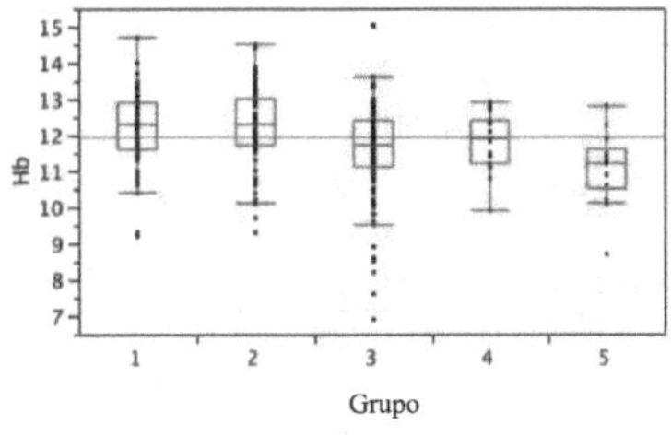

1. P. caucásica / 2. P. magrebí / 3. P. subsahariana / 4. P. centroamericana / 5. P. india

Figura 39 - Valores de hematocrito (%) y hemoglobina (g/dl) en el momento de la exploración en los cinco grupos étnicos (diagrama de caja representando los percentiles 10, 25, 50, 75 y 90 y los puntos individuales)

Tabla 27 - Resultados del metabolismo del hierro

POBLACIONES	Edad (años)	Hto * (%)	Hb * (g/dl)	Fe ** (µg/dl)	Ferritina * (ng/ml)	Albúmina (g/dl)	Prealbúmina (mg/dl)
POBLACIÓN TOTAL Media ± DS Rango n=307	1,8 ± 1,0 0,2 – 5,6	35 ± 3 23 – 44	11,9 ± 1,1 9,2 – 15,1	58 ± 30 13 – 197	37 ± 34 2– 180	4,5 ± 0,3 3,5 – 5,3	15,8 ± 3,7 7,0 – 27,3
P. CAUCÁSICA (1) Media ± DS Rango n=85	1,7 ± 0,8 0,3 – 3,3	36 ± 3 28 – 42	12,2 ± 0,9 9,2 – 14,7	60 ± 29 13 – 180	47 ± 35 2 – 180	4,5 ± 0,2 3,9 – 5,2	15,2 ± 3,7 9,1 – 25,4
P. MAGREB (2) Media ± DS Rango n=87	1,9 ± 1,1 0,3 – 5,6	36 ± 3 29 – 43	12,3 ± 1,0 9,3 – 14,5	55 ± 33 15 – 197	30 ± 32 2 – 180	4,6 ± 0,3 3,8 – 5,3	16,1 ± 3,3 7,0 – 24,5
P. SUBSAHARA (3) Media ± DS Rango n=101	1,9 ± 1,0 0,4 – 5,0	34 ± 3 23 – 44	11,6 ± 1,3 969 – 15,1	61 ± 30 15 – 161	39 ± 37 4 – 180	4,4 ± 0,3 3,5 – 5,2	16,3 ± 4,1 7,5 – 27,3
P.CENTROAMÉRICA (4) Media ± DS Rango n=20	1,5 ± 1,0 0,2 – 4,0	35 ± 2 31 – 37	11,8 ± 0,8 9,9 – 12,9	64 ± 28 22 – 112	36 ± 22 10 – 97	4,5 ± 0,3 3,5 – 4,9	15,1 ± 3,7 9,3 – 25,6
P. INDIA (5) Media ± DS Rango n=14	2,1 ± 0,9 0,7 – 3,5	33 ± 2 29 – 37	11,1 ± 1,0 8,7 – 12,8	41 ± 24 18 – 99	11 ± 6 2 – 23	4,6 ± 0,2 4,3 – 5,0	14,5 ± 3,3 9,6 – 18,8

Comparación entre las diferentes poblaciones:

* $p<0,0001$

** $p=0,04$

Los valores de Fe y ferritina presentan diferencias estadísticamente significativas ($p=0,04$ y $p<0,0001$, respectivamente) entre los grupos étnicos, siendo las poblaciones caucásica, subsahariana y centroamericana las que presentan valores medios superiores seguidas de la población magrebí; la población de la India es la que presenta los valores más bajos (*Figura 40*).

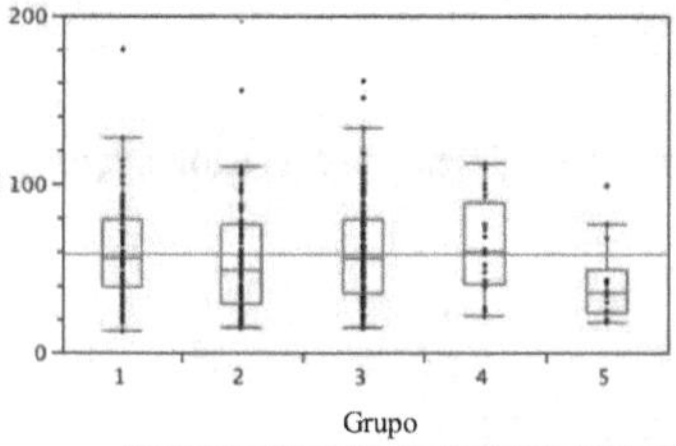

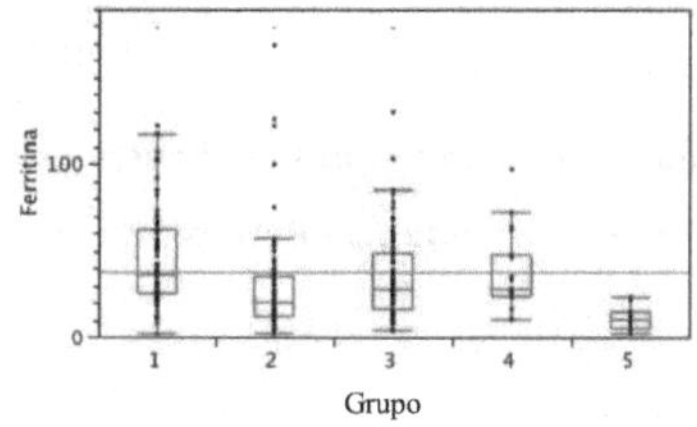

1. P. caucásica / 2. P. magrebí / 3. P. subsahariana / 4. P. centroamericana / 5. P. india

Figura 40 - Valores de Fe (µg/dl) y ferritina (ng/ml) en el momento de la exploración en los cinco grupos étnicos (diagrama de caja representando los percentiles 10, 25, 50, 75 y 90 y los puntos individuales)

5.3.2 Correlaciones entre los parámetros del metabolismo del hierro

Se han analizado las correlaciones entre las concentraciones séricas de ferritina y el tiempo de lactancia materna, el índice de exposición solar, la ingesta diaria de Ca, la ingesta estimada de VitD, la talla-SDS y el IMC-SDS en el momento de la exploración y los niveles plasmáticos de 25(OH)VitD, $1,25(OH)_2$VitD, Hto, Hb, Fe y prealbúmina. Se observan correlaciones estadísticamente significativas entre la ferritina y el tiempo de lactancia materna (r^2 ajustada= –0,013; $p=0,030$) (*Figura 41*), la ingesta diaria de Ca (r^2 ajustada= –0,056; $p<0,0001$) (*Figura 42*), la 25(OH)VitD (r^2 ajustada=0,011; $p=0,037$) (*Figura 43*) y la prealbúmina (r^2 ajustada= –0,018; $p=0,015$) (*Figura 44).*

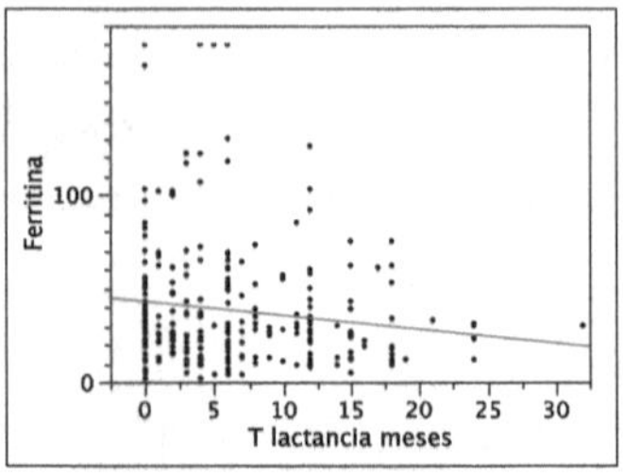

Figura 41 - Regresión lineal entre las concentraciones séricas de ferritina (ng/ml) y el tiempo de lactancia materna (meses)

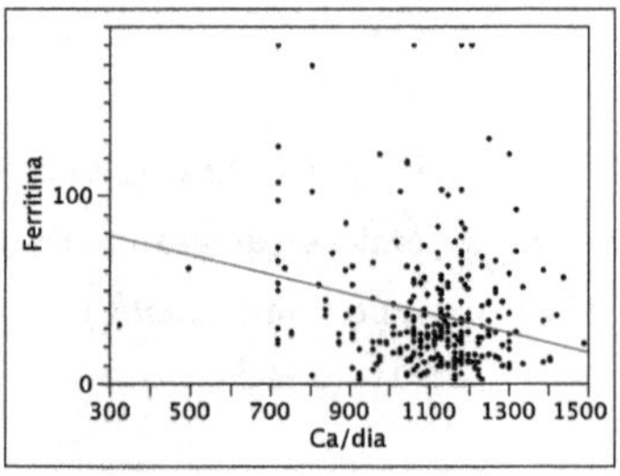

Figura 42 - Regresión lineal entre las concentraciones séricas de ferritina (ng/ml) y la ingesta diaria de Ca (mg/día)

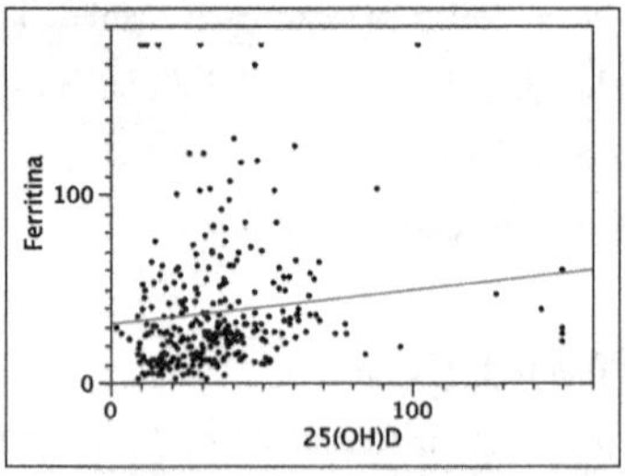

Figura 43 - Regresión lineal entre las concentraciones séricas de ferritina (ng/ml) y las de 25(OH)VitD (ng/ml).

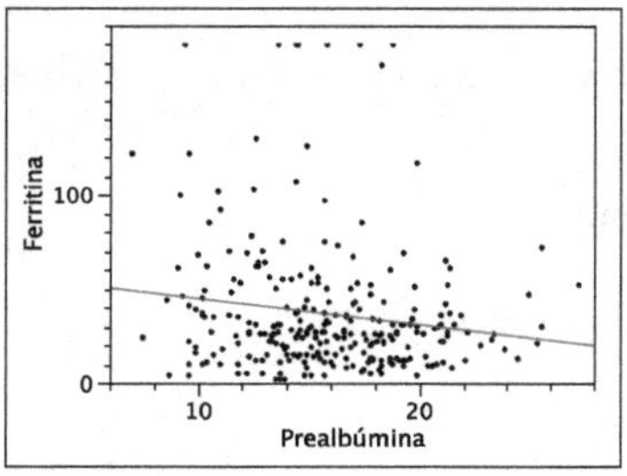

Figura 44 - Regresión lineal entre las concentraciones séricas de ferritina (ng/ml) y las de prealbúmina (mg/dl)

5.3.3 *Grados de suficiencia en ferritina*

Se ha subdividido la población en 3 categorías en función de sus niveles séricos de ferritina:

- Ferritina < 10 ng/ml
- Ferritina ≥ 10 ng/ml e < 20 ng/ml
- Ferritina ≥ 20 ng/ml

La población total queda subdividida de la siguiente forma:

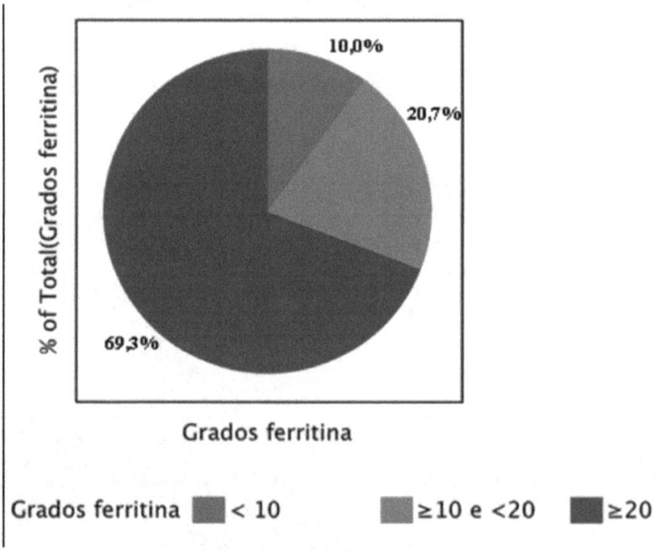

Figura 45 - Distribución de la población total en función de sus concentraciones séricas de ferritina (gráfico circular de porcentajes de niños incluidos en cada categoría)

En la *Figura 45* se observa que un 69,3% de la población presenta unos niveles de ferritina superiores a 20 ng/ml, un 20,7% presenta niveles de ferritina entre 10 y 20 ng/ml mientras que el 10% presenta niveles inferiores a 10 ng/ml.

Según esta clasificación en grados de suficiencia en ferritina, las medias, la desviación estándar y los rangos máximo y mínimo de los parámetros relativos al metabolismo del hierro y de la vitamina D se pueden observar en la *Tabla 28*.

Tabla 28 - Resultados del metabolismo del hierro en función de niveles de ferritina

GRADOS SUFICIENCIA FERRITINA	Edad [a] (años)	Hto [b] (%)	Hb [c] (g/dl)	Fe [d] (µg g/dl)	Ferritina [d] (ng/ml)	25(OH)D [d] (ng/ml)	PTH [e] (pg/ml)	Albúmina (g/dl)	Prealbúmina (mg/dl)
Ferritina < 10 ng/ml **Media ± DS** **Rango** **n=30**	**2,0 ± 0,8** **0,8 – 4,0**	**34 ± 4** **24 – 41**	**10,9 ± 1,5** **6,9 – 13,4**	**40 ± 27** **13 – 106**	**6 ± 2** **2 – 9**	**21,3 ± 7,5** **9,2 – 37,4**	**33,3 ± 7,8** **18,6 – 45,4**	**4,5 ± 0,3** **3,6 – 5,2**	**16,0 ± 3,3** **8,7 – 21,5**
Ferritina ≥ 10 e < 20 ng/ml **Media ± DS** **Rango** **n=62**	**2,0 ± 2,0** **0,4 – 5,6**	**35 ± 2** **29 – 41**	**11,9 ± 1,0** **8,5 – 13,7**	**52 ± 24** **17 – 114**	**14 ± 3** **10 – 19**	**30,6 ± 16,6** **9,1 – 96,1**	**33,1 ± 13,7** **12,8 – 89,3**	**4,5 ± 0,3** **3,5 – 5,2**	**15,9 ± 3,5** **9,6 – 24,5**
Ferritina ≥ 20 ng/ml **Media ± DS** **Rango** **n=207**	**1,7 ± 1,0** **0,2 – 5,0**	**36 ± 3** **23 – 44**	**12,1 ± 1,1** **7,6 – 15,1**	**63 ± 32** **15 – 197**	**49 ± 35** **20 – 180**	**39,7 ± 24,9** **2,0 – 150,0**	**31,1 ± 31,1** **7,8 – 407,4**	**4,5 ± 0,3** **3,5 – 5,3**	**15,8 ± 3,9** **7,0 – 27,3**

Comparación entre las diferentes poblaciones:

[a] $p=0,014$

[b] $p=0,0095$

[c] $p=0,0002$

[d] $p<0,0001$

[e] $p=0,0017$

Los resultados de albúmina y prealbúmina son similares en los tres grados de ferritina (*Tabla 28*). Son significativamente distintos los siguientes parámetros: la edad en el momento de la exploración (p=0,014), siendo la edad inferior en los niños con niveles superiores de ferritina; el hematocrito (p=0,0095) (*Figura 46*); la hemoglobina (p=0,0002) (*Figura 46*); el hierro (p<0,0001) y la ferritina (p<0,0001) (*Figura 47*); la 25(OH)VitD (p<0,0001) (*Figura 48*); y, finalmente, la PTH (p=0,0017) (*Figura 48*).

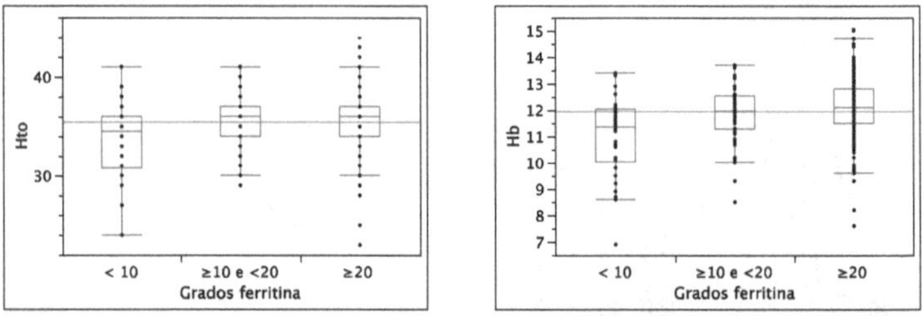

Figura 46 - Valores de hematocrito (%) y hemoglobina (g/dl) en el momento de la exploración en los tres grados de suficiencia en ferritina (diagrama de caja representando los percentiles 10, 25, 50, 75 y 90 y los puntos individuales)

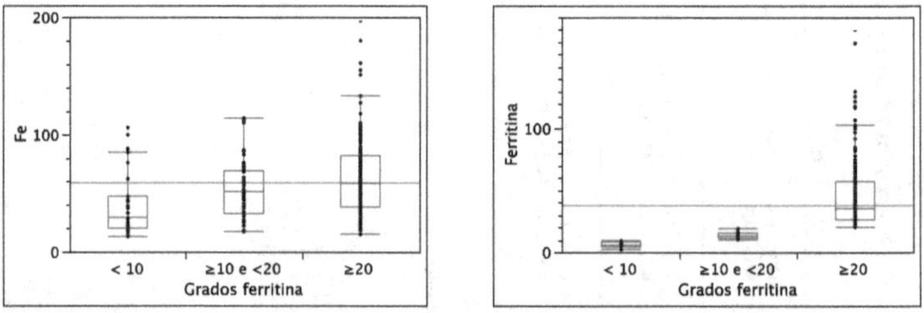

Figura 47 - Valores de hierro (µg/dl) y ferritina (ng/ml) en el momento de la exploración en los tres grados de suficiencia en ferritina (diagrama de caja representando los percentiles 10, 25, 50, 75 y 90 y los puntos individuales)

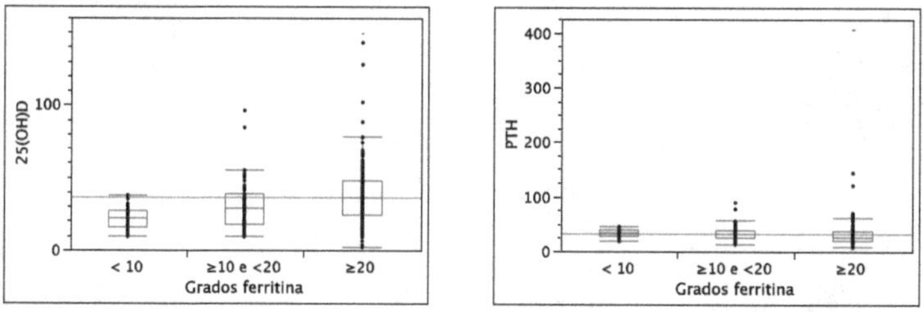

Figura 48 - Valores de 25(OH)VitD (ng/ml) y PTH (pg/ml) en el momento de la exploración en los tres grados de suficiencia en ferritina (diagrama de caja representando los percentiles 10, 25, 50, 75 y 90 y los puntos individuales)

Se ha analizado la distribución de los niños de las distintas poblaciones en función de los grados de suficiencia en ferritina (*Tabla 29*). En el grupo de niños con ferritina inferior a 10 ng/ml, el grupo étnico más representado es el magrebí (43,3%), seguido del subsahariano (30%) y de la población de la India (20%), mientras que sólo el 6,7% son de origen caucásico. Ningún niño centroamericano presenta niveles inferiores a 10 ng/ml de ferritina. El 43,4% de la población con niveles de ferritina entre 10 y 20 ng/ml es magrebí, seguida de la población subsahariana (32,4%), de la población caucásica (11,3%), de la población de la India (8,1%) y, finalmente, de la centroamericana (4,8%). En el grupo de niños con ferritina superior a 20 ng/ml, la población más representada es la caucásica (35,7%), seguida de la subsahariana (34,3%), de la magrebí (20,8%), de la centroamericana (8,2%) y de la población de la India (1,0%).

En la población caucásica, el 89,2% presenta niveles de ferritina superiores a 20 ng/ml y sólo el 8,4% presenta niveles entre 10 y 20 ng/ml y el 2,4% niveles inferiores a 10 ng/ml. De la población centroamericana, el 85% presenta niveles superiores a 20 ng/ml y el 15% entre 10 y 20 ng/ml. En la población subsahariana, el 71% presenta niveles superiores a 20 ng/ml, el 20% niveles entre 10 y 20 ng/ml y el 9% niveles inferiores a 10 ng/ml. Entre la población magrebí, el 51,8% presenta niveles superiores a 20 ng/ml, el 32,5% entre 10 y 20 ng/ml y el 15,7% niveles inferiores a 10 ng/ml. La población de la India es la que presenta peores niveles de ferritina: tan sólo en el 15,4% son superiores a 20 ng/ml mientras que en el 38,5% se sitúa entre 10 y 20 ng/ml y en el 46,1% los niveles son inferiores a 10 ng/ml.

Tabla 29 - Distribución de los niños de las distintas poblaciones en función de los grados de suficiencia en ferritina

	Ferritina <10 ng/ml (n=30)			Ferritina $\geq$10 e <20 ng/ml (n=62)			Ferritina $\geq$20 ng/ml (n=207)		
	n	% etnia	% grado	n	% etnia	% grado	n	% etnia	% grado
1. P. CAUCÁSICA (n=83/85)	2	2,4	6,7	7	8,4	11,3	74	89,2	35,7
2. P. MAGREB (n=83/87)	13	15,7	43,3	27	32,5	43,4	43	51,8	20,8
3. P. SUBSAHARA (n=100/101)	9	9,0	30,0	20	20,0	32,4	71	71,0	34,3
4. P. CENTROAMÉRICA (n=20)	0	-	-	3	15,0	4,8	17	85,0	8,2
5. P. INDIA (n=13/14)	6	46,1	20,0	5	38,5	8,1	2	15,4	1,0

Tabla 30 - Distribución de los niños de las distintas poblaciones en función de los niveles de hemoglobina

	Hb <10,5 g/dl (n=28)			Hb $\geq$10,5 g/dl (n=277)		
	n	% etnia	% P total	n	% etnia	% P total
POBLACIÓN TOTAL (n=305/307)	28	-	9,2	277	-	90,8
1. P. CAUCÁSICA (n=84/85)	3	3,7	10,7	81	96,3	29,2
2. P. MAGREB (n=87)	6	6,9	21,4	81	93,1	29,2
3. P. SUBSAHARA (n=101)	15	14,9	53,6	86	85,1	31,1
4. P. CENTROAMÉRICA (n=19/20)	1	5,3	3,6	18	94,7	6,5
5. P. INDIA (n=14)	3	21,4	10,7	11	78,6	4,0

P total: población total

5.3.4 Distribución de los niños según los niveles de hemoglobina

Se han establecido dos grupos en función de los niveles de hemoglobina:

- valores inferiores a 10,5 g/dl
- valores iguales o superiores a 10,5 g/dl

La *Tabla 30* muestra la distribución de la población total y de las distintas etnias según estos grupos.

El 90,8% de la población total presenta valores normales de hemoglobina mientras que el 9,2% presenta valores bajos. La población caucásica es la que presenta un mayor porcentaje de hemoglobinas normales (96,3%), seguida de la centroamericana (94,7%), de la magrebí (93,1%), de la subsahariana (85,1%) y, finalmente, de la población de la India (78,6%). Esta última población es la más representada en el grupo de hemoglobinas bajas (21,4%), seguida de la población subsahariana (14,9%), de la magrebí (6,9%), de la centroamericana (5,3%) y, finalmente, de la caucásica (3,7%).

5.3.5 Distribución de los niños según los niveles de hierro

Se han establecido dos grupos en función de los niveles séricos de hierro:

- valores inferiores a 50 μg/dl
- valores iguales o superiores a 50 μg/dl

La *Tabla 31* muestra la distribución de la población total y de las distintas etnias según estos grupos.

El 55% de la población total presenta valores normales de hierro, mientras que el 45% presenta valores bajos. La población centroamericana presenta el porcentaje más elevado de niños con niveles adecuados de hierro (65,0%), seguida de la población caucásica (61,5%), de la subsahariana (56,6%), de la magrebí (49,4%) y, finalmente, de la población de la India, en la que sólo el 21,4% presenta niveles adecuados de hierro.

Tabla 31 - Distribución de los niños de las distintas poblaciones en función de los niveles de hierro

	Fe <50 µg/dl (n=135)			Fe ≥50 µg/dl (n=164)		
	n	**% etnia**	**% P total**	**n**	**% etnia**	**% P total**
POBLACIÓN TOTAL (n=299/307)	135	-	45,2	164	-	54,8
1. P. CAUCÁSICA (n=83/85)	32	38,5	23,7	51	61,5	31,1
2. P. MAGREB (n=83/87)	42	50,6	31,1	41	49,4	25,0
3. P. SUBSAHARA (n=99/101)	43	43,4	31,9	56	56,6	34,2
4. P. CENTROAMÉRICA (n=20)	7	35,0	5,2	13	65,0	7,9
5. P. INDIA (n=14)	11	78,6	8,1	3	21,4	1,8

P total: población total

6 DISCUSIÓN

El objetivo de este trabajo ha sido conocer el estado nutricional y la presencia de posibles carencias de vitamina D y hierro en nuestra población infantil autóctona y una población infantil inmigrante, procedente de países en vías de desarrollo en los que las carencias alimenticias son muy prevalentes. Esta población se ha incrementado en nuestro medio de forma muy notable en el transcurso de los últimos años.

El presente estudio se ha realizado en niños menores de 3 años en un 90% de la población estudiada, debido a que es una muestra recogida al azar durante el periodo de 2 años, son niños que no presentan patologías graves asociadas y que han seguido exámenes habituales de Salud en el Centro de Atención Primaria (CAP) del municipio de Salt (Girona). Se ha incluido un total de 307 sujetos, la edad decimal en el momento de la exploración es similar en todos los grupos étnicos, siendo la media de 1,8 años y el rango varía entre 0,2 y 5,6 años. La distribución corresponde a unos 27 % autóctonos de la región, 28% magrebíes, 32% subsaharianos, 6 % centroamericanos y 4% indios. Se desecha la población de origen chino por ser un número no representativo.

A los padres, o familiares responsables, se les informa previamente de que iban a ser incluidos en un estudio sobre nutrición infantil. Todos ellos han firmado los documentos de aceptación según la normativa del comité de ética.

La metodología que se ha llevado a cabo para poder justificar y aclarar la hipótesis de una malnutrición a nivel auxológico y bioquímico en unos niños, que según diferentes autores definen como de "riesgo", ha sido la utilización de herramientas básicas de exploración clínica como la medición de peso, talla, el índice derivado de Quetelet y la extracción de una analítica de sangre buscando déficits de vitamina D y anemias nutricionales.

Se realiza una **encuesta nutricional** de cada sujeto para poder establecer más tarde comparaciones entre la alimentación de cada familia, la materna y la de los niños. La información testimonial ha incluido datos sobre la duración de la lactancia materna y la introducción de elementos dietéticos complementarios, el tiempo de exposición solar que pasan los niños estudiados durante los tres primeros años de vida y su ingesta de vitamina D -tanto profiláctica a dosis de 400 UI por día (en el caso del grupo subsahariano se ha suplementado en un 32 % con dosis de 1100 UI por día) como a través de su alimentación diaria y la distribución del aporte de calorías- a través del método de entrevista de Garabedian[233] que se centra en el aporte de vitamina D y calcio. Los alimentos que contienen hierro se cuantifican en raciones que perciben por semana de carne, pescado, huevos y charcutería. Todo ello es difícil de valorar debido a las diferentes culturas y religiones, por lo que se recogen a la vez los resultados a través de los niveles plasmáticos de hierro, ferritina, hemoglobina y hematocrito.

Se recogen muestras bioquímicas de manera aleatoria desde el 2008 hasta el 2010. Todos los niños estudiados acudían a realizarse una analítica de sangre indicada por los diferentes pediatras del centro y con criterios exclusivamente médicos, excluyendo entre ellos los niños con patologías que pudiesen interferir en la investigación.

La mayoría de las muestras se han obtenido durante los meses de invierno y primavera (68.39 %) debido a que entonces se tiene mayor acceso a los sujetos de estudio. Su escolarización limita las ausencias propias de las vacaciones del periodo estival. En esta época, además, crece el porcentaje de población que sufre diferentes enfermedades que obligan a acudir con mayor regularidad a las consultas. Son visitas frecuentes durante la temporada más fría motivadas por patologías que no interfieren en el estudio pero que precisan ocasionalmente de analíticas. Durante las estaciones de invierno y primavera es también cuando existe una menor exposición corporal solar.

Durante los meses cálidos, concentrados en las estaciones de verano y otoño, se produce una mayor exposición al sol y, en consecuencia, aumenta la síntesis de la vitamina D. Sin embargo, en los resultados obtenidos no han aparecido diferencias significativas entre los niveles de 25(OH) D de las muestras recogidas durante los periodos cálidos y los fríos, con la excepción de los casos de déficits graves de 25(OH) D, todos ellos detectados durante las estaciones de invierno y primavera. Estos resultados contrastan con publicaciones en las que se hace referencia a diferentes niveles plasmáticos de 25(OH)D según las estaciones.[164]

La evaluación de las diferencias de alimentación entre grupos ha dejado al descubierto que la ingesta de alimentos durante la primera fase de la vida de los niños difiere en los 5 grupos de estudio. Varía a partir del segundo semestre -durante el primero la lactancia materna o maternizada eliminan cualquier diferencia- cuando entran en juego factores culturales o religiosos y puede aparecer una insuficiencia de vitamina D y hierro debido al déficit de ambos en la leche materna.[176] Una insuficiencia que no es detectada entre el grupo de niños de origen caucásico, que sigue en general un régimen alimenticio equilibrado y variado a partir del segundo semestre de vida.[238] Las poblaciones subsahariana e india son las que prolongan durante más tiempo la lactancia exclusiva, ya sea materna o artificial. La nutrición de los niños de los grupos de origen magrebí, subsahariano e indio durante los tres primeros años de vida, tiene como base principal la leche de vaca, o derivados lácteos, acompañada de cereales.

La población de origen magrebí ofrece en general una pauta de alimentación rica en cereales y legumbres, fibras, fitatos y taninos, que reducen la biodisponibilidad del hierro. Y los productos de origen animal sólo aportan el 6% del valor calórico total.

La población de origen subsahariana frecuentemente prolonga la lactancia materna más allá de los 12 meses de edad, ofreciendo una ayuda a expensas de cereales, arroz y fruta. La población centroamericana en estos 3 primeros años de vida presenta una alimentación semejante a la caucásica. En la población de origen indio los cereales son el alimento básico y la dieta es estrictamente vegetariana, deficitaria en hierro y vitamina B_{12}.[231]

Esta investigación pone de relieve que el **tipo de nutrición** se debe **más a razones culturales que económicas**. Un detalle que hace difícil su resolución y que requiere marcar pautas para una alimentación reglada, propia de una dieta equilibrada en las tres partes básicas de aporte en hidratos de carbono, proteínas y grasas, como ocurre en la dieta mediterránea. Acercar las costumbres alimentarias de las distintas culturas resulta conveniente. Se han publicado estudios que han hallado diferentes formas de preparar los platos propios de los países centroamericanos adaptándolos a la región mediterránea. Como, por ejemplo, "hacer tortillas sin manteca", intentos que no sólo no renuncian a sus recetas "tradicionales" sino que además aspiran a hacerlas "más nutritivas".[239]

La variedad que existe en el mercado de diferentes productos ricos en azúcares o en grasas (como ocurre en el caso de los alimentos precocinados) no ayuda a las familias inmigrantes a mantener una pauta de nutrición acorde con los parámetros de una dieta equilibrada. Las costumbres alimentarias de muchos de los países de procedencia de la población inmigrada, además, resultan insuficientes en calcio, hierro y vitamina D.

Un aporte energético equilibrado es indispensable para obtener unos niveles suficientes de hierro, de vitamina D y calcio para el normal crecimiento del niño. [160-163]

El déficit nutritivo afecta especialmente a los más jóvenes. Puede incluso producirse un ciclo vicioso en el que la carencia de uno de estos elementos conlleva o favorece la aparición de la siguiente. La recuperación de la ferritina gracias a un consumo de alimentos enriquecidos con hierro no afecta a la 25-hidroxivitamina D. Sin embargo, el aporte de hierro a los tejidos es menor si falta vitamina D.[240]

Los parámetros auxológicos relacionados con el estado de nutrición en pediatría nos indican el estado de salud y nos alertan sobre posibles enfermedades. La valoración del peso, talla y el índice de la masa corporal se ha demostrado como un método rápido y eficaz de diagnóstico. [8]

La evaluación antropométrica de los pacientes incluídos en el estudio no muestra valores que sean indicativos de malnutrición o subnutrición cuando han sido comparados con las gráficas del Estudio Transversal Español de Crecimiento 2008 [38,39,241] -que recogen datos extraídos de población infantil autóctona- y que son similares a las gráficas de Crecimiento Infantil editadas por la Organización Mundial de la Salud (OMS) de utilidad para el grupo de edad de riesgo -de 0 a 5 años- y válidas para cualquier grupo de población infantil, independientemente de su origen étnico, estatus socioeconómico y tipo de alimentación (disponibles desde abril de 2006 con la denominación «Patrones de crecimiento infantil de la OMS»[242, 243]).

Las aportaciones de Lim JW, Lee JJ, Park CG, Sriram S, Lee KS en 1995-2004 que comparaban recién nacidos del primer mundo con recién nacidos de familias de países subdesarrollados ya demostraron que no aparecían diferencias significativas. Las diferencias de talla y peso existentes entre niños autóctonos e inmigrantes desaparecen cuando se siguen unas mismas pautas de integración cultural en salud y en alimentación. [244]

La vitamina D suscita un gran interés en la comunidad científica. Así lo demuestra la aparición en los 2 últimos años de más de 5.000 artículos sobre sus repercusiones en el ser humano.

Una de las funciones atribuibles hasta ahora a la vitamina D ha sido la mineralización esquelética. La masa ósea alcanzada en edades tempranas actúa como predictor de riesgo de la osteoporosis en la edad adulta. Últimamente se le atribuye un papel de inmunomodulador y se ha vinculado la hipovitaminosis D con el riesgo de padecer enfermedades de base autoinmune como, (diabetes mellitus tipo1 y 2, artritis reumatoide, colitis ulcerosa, enfermedad de Crohn o esclerosis múltiple), infecciones, hipertensión esencial, enfermedad cardiovascular, cáncer (mama, colon o próstata), o alteraciones psiquiátricas como la esquizofrenia. [142 – 159]

La investigación ha recogido datos acerca de la edad de cada niño en el momento de ser explorado, sus meses de lactancia, su tiempo de exposición solar, su ingesta diaria de Ca y de vitamina D y sus niveles séricos de 25(OH)VitD, 1,25(OH)2VitD, PTH,FA,Ca y P.

Los parámetros bioquímicos que nos definen un raquitismo son las fosfatasas alcalinas elevadas, los niveles bajos o normales -según exposición previa al sol- de 25(OH)D, los niveles del calcio y el fósforo normales o bajos y la PTH elevada.[133,172]

Durante los 6 primeros meses existen **diferencias significativas ($p<0{,}0001$) entre las costumbres de lactancia** de las diferentes etnias incluidas en el estudio. La población subsahariana es la que presenta un valor medio de tiempo de lactancia superior (8,0±5,6 meses) y la población de origen caucásico presenta un valor medio inferior (4,7±6,0 meses).

Los niños alimentados exclusivamente de leche materna durante más de seis meses padecen alteraciones bioquímicas de metabolismo fosfocálcico a causa de un déficit de vitamina D asociado a niveles bajos de hierro y ferritina; lo que hace predecible el inicio de una malnutrición. Debido al bajo contenido en vitamina D de la leche materna puede resultar recomendable administrar de forma sistemática profilaxis con 400 UI/día de vitamina D desde los pocos días de vida. [245 – 254]

En invierno el exceso de ropa, los hogares con escasa luz natural y la mayor oblicuidad de los rayos solares (entre los 36º y los 43,5º) reducen en exceso las radiaciones ultravioleta y no se consigue el mínimo requerido para inducir la síntesis de vitamina D y, por lo tanto, su producción es insignificante durante estos meses.

Los rayos penetran más oblicuamente en las horas más tempranas y más tardías del día, e incluso en verano, durante estas horas sólo se producen pequeñas cantidades de vitamina D en la piel. El único momento en que llegan a la superficie de la tierra suficientes fotones de UVB para producir vitamina D es entre las 10 y las 15 horas (hora solar) de los días de primavera, verano y otoño. Una breve exposición al mediodía tiene un máximo beneficio sobre la vitamina D con el menor riesgo de eritema.[132]

Los niños caucásicos y centroamericanos presentan un buen nivel de exposición al sol. El nivel desciende en el caso de los magrebíes y subsaharianos. El déficit empeora hasta un 93% en los indios.

La cultura de cada grupo estudiado desempeña un papel determinante en el **grado de exposición al sol**. Las costumbres religiosas inciden directamente en el tipo de ropa que visten y que, en consecuencia, deciden qué partes del cuerpo quedan al descubierto. En los indios el porcentaje de exposición media/suficiente se da únicamente en un 7 % de los casos. En los magrebíes y subsaharianos se da un 11% y un 15 %, respectivamente. Si a la coloración de la piel de indios, magrebíes y subsaharianos le añadimos una exposición solar insuficiente (debido a hogares con poca luz natural, vestimenta y falta de escapadas a espacios abiertos) los tres grupos pasan a ser de riesgo como candidatos a presentar una menor fabricación de vitamina D.[22, 253]

En el período invernal los niños de piel blanca, a diferencia de los de piel oscura (en su mayoría de origen inmigrante), mantienen unos niveles de vitamina D y PTH normales o menos alterados.[255]

La ingesta de calcio es suficiente en los cinco grupos. El aporte es de 1097,2±161,3 mg/día para la población total. Con rangos mínimos de 325,7 mg/día en el grupo de niños subsaharianos y rangos máximos de 1491,4 mg/día en el de caucásicos. Este estudio ha constatado que los niños que presentan un déficit moderado o grave de 25(OH)D en plasma tienen unos niveles de calcio suficientes.

El aporte de calcio recomendado por el Comité de Nutrición de la Asociación Española de Pediatría es de 200 mgrs /día en los lactantes durante el primer semestre de vida y 250 mgrs/día a partir de entonces y hasta los 12 meses. Se aconseja llegar a los 700 mgrs/día desde el primer año hasta los 3, a los 1.000 mgrs/día desde los 4 hasta los 8 y a los 1.300 mgrs/día desde los 9 hasta los 18.[256]

La fuente primordial de vitamina D procede de la transformación de la provitamina de la piel en colecalciferol, gracias a las radiaciones solares. Pero la desigual exposición solar de cada niño -a causa de vestimentas y costumbres propias de cada cultura o la creciente preocupación por el riesgo de cáncer de piel- ha propiciado según la American Academy of Pediatrics Committee on Nutrition una verdadera pandemia de déficit en vitamina D. Este organismo propone en 2008 una suplementación de 400 UI al día para todos los niños recién nacidos, los adolescentes con ingesta insuficiente de vitamina D, los niños con riesgo de enfermedades de mala absorción o con medicación antiepiléptica y todos a los cuales se les haya detectado unos niveles de 25(OH)D en plasma inferiores a 20 ng/ml.[128,254,257] El aporte en vitamina D aconsejado por esta institución es de 600 UI/día a partir del primer año.[256]

El Comité de Nutrición de la Asociación Española de Pediatría recomienda, incluso, un tratamiento preventivo farmacológico de vitamina D para lactantes de hasta 12 meses con dosis de 400 U/día y de 600 U/día para los niños de 1 año y hasta los 18.[256]

Los **valores medios de aporte de vitamina D** obtenidos en nuestra población total son de 694,8±342,0 UI/día y unos rangos mínimo de 225,0 y máximo de 1725,0 UI/día. Existen diferencias estadísticamente significativas (p=0,0003) entre los grupos étnicos. La población de origen caucásico es la que tiene un mayor aporte, según la encuesta alimentaria y profiláctica de vitamina D, seguida de la población subsahariana, centroamericana y magrebí, mientras que la población de india presenta los valores mínimos, debido no tanto a la falta de ingesta de nutrientes, sino a una alimentación inadecuada, rica en productos lácteos y farináceos, propia de los hábitos culturales de estas etnias.[10, 258, 259]

La **profilaxis con vitamina D** se realiza en el 64% de la población de niños total. Siguen el protocolo de un aporte de 400 UI/día el 92% de la población caucásica, el 69% de la magrebí, el 85% de la centroamericana, tan solo el 29% de la india y en el caso de la subsahariana hay un 5% que recibe dosis de 400 UI/día, mientras que un 32% sigue el protocolo de una administración de 100.000 UI/ 3 meses durante el primer año de vida, lo que representa un aporte diario de 1100 UI/día.

En la población de origen indio -el grupo más afectado de los cinco estudiados- se observa que de forma mayoritaria se sigue una alimentación vegetariana que implica un déficit de hierro y también de vitamina D.

La ingesta insuficiente de vitamina D y su concentración sérica baja debe ser objeto de una estrecha vigilancia en los niños vegetarianos con el fin de prevenir su deficiencia.[260]

Los valores de normalidad o insuficiencia utilizados para medir los niveles de 25(OH)D en plasma no son los más apropiados para un estudio centrado en una población de menos de tres años. Por ello para la realización de esta investigación se ha optado por la subdivisión en términos de déficit grave, moderado, insuficiente, suficiente y rango elevado.

Las últimas publicaciones aparecidas en este año 2012, y más concretamente el Comité de Nutrición de la Asociación Española de Pediatría, señalan como niveles plasmáticos de suficiencia en 25(OH)D unos rangos de 20 ng/ml (o 50 nmol/l).[7] Pero el presente estudio se inició en 2008 y finalizó la recogida de datos en 2010, cuando las cifras de suficiencia estaban validadas en 30 ng/ml.[132,134,135,236,237,261]

La diferencia entre ambos valores influye en un 20.9 % de la población total, si el corte se realiza sobre 20 ng/ml en lugar de sobre 30 ng/ml para que sean considerados suficientes o normales. Si los niveles de normalidad se suponen en unos rangos de <u>20 ng/ml</u> obtenemos que un <u>22,5 %</u> de la población total estudiada se sitúa dentro de los parámetros de <u>déficit</u>, mientras que si se considera como cifras de normalidad cifras superiores a <u>30 ng/ml</u> se manifiesta que un <u>43,4 % de la población total presenta déficit</u> en vitamina D. En ambos casos la población más afectada es la de origen indio, seguida de la magrebí y la subsahariana.

Actualmente existen diferentes métodos para determinar los niveles adecuados de la vitamina D. Desde un punto de vista clínico se considera que todos ellos son válidos, pero para un trabajo de investigación se recomienda hacer todas las mediciones con único método.[262,263] Tampoco se han establecido unos valores adecuados de vitamina D en el organismo, pero se considera que no deben ser inferiores a 20 ng/ml (50nm/l).[132,262,263] Periódicamente se reúnen más de 400 expertos de 35 países diferentes con el fin de llegar a un consenso sobre los valores de ideales de vitamina D en sangre. En el año 2009 coincidieron en que es necesario un valor mínimo de 20 ng/ml (50 nmol/l) para una buena salud ósea y mineral. Aunque de acuerdo con este criterio una gran proporción de la población mundial es deficiente en vitamina D. Otros autores, en cambio, se basan en estudios que implican patologías no óseas y consideran como normal una cifra entre 30 y 40 ng/ml.[132,134,135]

La falta de consenso entre las diferentes investigaciones para señalar los niveles mínimos y adecuados para la población infantil hace muy difícil establecer de manera definitiva un límite. Debido en parte a la falta de estudios realizados con niños menores de tres años de diferentes etnias y de lactantes.[261 - 265] La Sociedad Española de Investigación Ósea y del Metabolismo mineral (SEIOMM) y Sociedades afines ha publicado precisamente un documento especial abordando el dilema: "*¿Cuáles son los niveles óptimos de vitamina D?:* Consideramos que los niveles óptimos de vitamina D deben estar entre 30 y 75 ng/ml, y que son claramente patológicos niveles inferiores a 20 ng/ml".[261]

Ahora hay acuerdo entre el Comité de Nutrición de la AAP y el Institute of Medicine de los Estados Unidos sobre la ingesta de vitamina D y los niveles en plasma adecuados para las diferentes etapas de la infancia. El Comité de Nutrición de la AEP asume esas recomendaciones y también considera que 50 ng/ml es un nivel fiable y seguro.[256]

El **raquitismo** está reapareciendo en algunos países menos desarrollados. También en el nuestro a través de los inmigrantes. En nuestro estudio se contabilizan dos casos de raquitismo a través de las pruebas de analítica bioquímica:[237,253] fosfatasas alcalinas elevadas, déficit de 25(OH)D y aumento de PTH, (según las pautas establecidas por diferentes autores que especifican como definición bioquímica de raquitismo: Fosfatasas alcalinas siempre elevadas, 25(OH)D baja o en límites de la normalidad en casos de raquitismos expuestos al sol o en vías de curación, Calcio normal o bajo y Calciuria siempre disminuida, Fosforo normal o bajo, con cifras de PTH elevadas) [133,172]

La investigación cree oportuno trazar una relación nuevamente entre las costumbres culturales y religiosas de los niños magrebíes, subsaharianos e indios y los bajos niveles de 25(OH)D detectados. Sobre todo a causa de su insuficiente exposición solar, estos grupos van a la zaga en este aspecto. Un estudio realizado sobre niños turcos, marroquíes y niños caucásicos en el que se relacionó la exposición solar y la concentración plasmática de 25(OH)D concluyó que los marroquíes presentaban un déficit superior.[13] Concretamente, un 44% de los niños magrebíes tiene un déficit grave de Vitamina D. Tras ellos, los porcentajes más elevados de pacientes con déficit se han hallado en los grupos subsahariano e indio.

Estudios realizados anteriormente ya han descubierto que los niños de piel negra tienen valores plasmáticos más bajos de 25(OH)D que los de piel blanca. Sin embargo, sus valores de $1,25(OH)_2D$ son similares. Los de piel negra tienen una tasa superior de absorción de calcio y una menor eliminación urinaria que los jóvenes de similar edad de piel blanca.[140,141]

Existe también un 3,3 % de niños estudiados en esta investigación que presentan unos valores elevados de vitamina D. Todos han sido identificados y sus analíticas posteriores han entrado dentro de los rangos de normalidad.

Los grupos de **niños caucásicos y centroamericanos** presentan un mayor porcentaje de sujetos con **niveles normales de fosfatasa alcalina**. Los tres grupos restantes**: magrebí, subsahariano e indio** presentan **cifras elevadas**. Estos valores altos se han obtenido en 68 de los 307 niños estudiados. Entre estos tan sólo se hallan tres pertenecientes al grupo caucásico. Los tres habían seguido una dieta basada en leche de soja y derivados lácteos sin lactosa y ricos en harinas debido a motivaciones ideológicas de sus padres.

Como curiosidad conviene tener presente la conclusión obtenida en una investigación que halló entre su universo de estudio un 15% de sujetos con déficit de vitamina D pero sólo un 2,5% con valores elevados de la PTH y fosfatasa alcalina.[259]

Hemos detectado nueve niños con unos niveles de PTH >65 pg/ml. La concentración más elevada en estos casos -en porcentaje por etnias- se ha localizado en los grupos magrebí, subsahariano y, mayoritariamente, indio. En el 56% de estos casos, estos valores de PTH elevados han coincidido con un déficit de vitamina D y en el 78 % lo han hecho con anemia nutricional. Una coincidencia ya avanzada por estudios que apuntaban una correlación entre PTH elevada y déficit de Vitamina D.[254, 258]

En el mismo sentido, ya ha quedado al descubierto en el norte de la India, donde es habitual la hipovitaminosis D en personas de más de 50 años, que en más de la mitad de los individuos este déficit no ha comportado que aparezcan los niveles de PTH elevados.[266]

Los valores más bajos de PTH se han detectado en los niños de los grupos caucásico y centroamericano, considerados de normalidad bioquímica.

Sí ha sido posible diagnosticar **dos casos de raquitismo** en niños de origen subsahariano -con niveles elevados de fosfatasa alcalina, déficit grave de vitamina D y valores plasmáticos de PTH >65 pg/ml - y dos niños de origen magrebí y otro indio con alteraciones bioquímicas seriamente cercanas al registro bioquímico de raquitismo.

Esta investigación ha podido avalar que efectivamente una exposición solar insuficiente -como ocurre mayoritariamente en los grupos magrebí, subsahariano e indio- provoca un déficit de vitamina D, en algunos casos también una alteración de los niveles de la PTH y unos parámetros analíticos de fosfatasas alcalinas elevados, sin coincidir los tres parámetros excepto en dos casos que se incluyeron dentro del concepto de raquitismo sin signos clínicos externos.[23,136,253,267,268]

La anemia nutricional es la alteración hematológica más frecuente en la edad pediátrica, la edad de riesgo de la ferropenia es en niños menores de 5 años y especialmente menores de 2 a 3 años ya que actúa negativamente sobre la maduración del sistema nervioso tanto en su desarrollo morfológico como funcionamiento bioquímico.[182]

El hierro es fundamental para el desarrollo del cerebro, existe una asociación entre la anemia por deficiencia de hierro en la infancia y el desarrollo neurológico deficiente. La anemia nutricional se asocia con problemas de funcionamiento mental, físico y cognitivo en los niños.[269]

Un **30,7% de la población** total presenta **cifras de ferritina inferiores a 20 ng/ml**, apareciendo como más afectados los niños indios, seguidos de magrebíes y subsaharianos.

La ferropenia, en la etapa de lactante en los 2 primeros años de vida, afecta negativamente en el desarrollo neurológico cerebral, tanto morfológico como bioquímico, provocando alteraciones de aprendizaje y memoria. Los resultados de los potenciales evocados auditivos y visuales se encuentran disminuidos en comparación con niños control sanos [201 - 206]. El déficit de hierro resta capacidad para el ejercicio aeróbico, debido a la reducción del transporte de oxigeno y que al parecer se recupera al corregir la ferropenia.[211] En niños con ferropenia existe una afectación de su sistema inmunológico[213] y las últimas investigaciones han relacionado la ferropenia con las apneas del lactante.[216]

El **45% de los niños** estudiados presentan unos **valores de hierro inferiores a 50 µg/dl**. Se ha podido diagnosticar un déficit de ferritina, hierro y hemoglobina en los grupos magrebí, subsahariano y, de forma más acusada, en el indio -sólo el 21,4% tenía niveles adecuados-. En los tres grupos existe una relación directa entre estos valores y una ingesta insuficiente de carne, pescado y huevos y excesiva en arroz y maíz.[242] En el caso de los niños indios este aporte insuficiente de hierro se agudiza a causa de una dieta casi exclusivamente vegetariana.[270] Apenas comen carne y pescado, indispensables para evitar la anemia ferropénica.[188,189,190,191,193] Se trata de una conclusión que coincide con otros estudios que ya han alertado de que en la India existe una alta prevalencia de anemia nutricional en sujetos infantiles.[269] Los niños de los grupos centroamericano y caucásico, por el contrario, presentan los valores más altos de sideremia.

También se ha podido establecer una relación directa entre los **niveles de ferritina** y el **tiempo de lactancia materna**: cuanto más dura ésta más bajos son los niveles de ferritina.[176]

Otra de las causas de la anemia ferropénica se debe a una mala absorción provocada por diarreas y ya ha sido descrita en niños con infecciones parasitarias, siendo la más frecuente en nuestro entorno es la infestación por Giardia lamblia.[196]

Los niños que han presentado niveles en sangre altos de ferritina casi siempre han presentado también valores altos de 25(OH)D, tal como ha quedado a la vista en las correlaciones calculadas y gráficas elaboradas. Esto se debe a que ambos son indicadores fiables de que el sujeto está llevando una alimentación variada y una correcta exposición solar. En definitiva, unos estilos de vida saludables. Esta coincidencia ha sido más frecuente entre los niños del grupo caucásico y centroamericano.

Otro de los fenómenos comprobados es que la ingesta de alimentos ricos en calcio ha coincidido con el aumento de los niveles de ferritina. Debe quedar de manifiesto que esta correlación es tan sólo de carácter casual, ya que en realidad la explicación se debe a que los niños habían empezado a llevar una alimentación equilibrada.

A **partir de 6 meses de edad**, todos los niños deben **recibir un aporte suficiente de hierro** con la ingesta, que puede ser a través de productos cárnicos o alimentos fortificados.[35]

Los valores de Fe y ferritina presentan diferencias estadísticamente significativas ($p=0,04$ y $p<0,0001$, respectivamente) entre los grupos étnicos. Las poblaciones caucásica y centroamericana son las que presentan valores medios superiores seguidas de la población magrebí y subsahariana; la población india es en la que se observan los valores más bajos, un 46,1% tiene valores mínimos inferiores a 10 ng/ml.

Entre 2007 y 2009 un estudio liderado por Yoon JH en Corea, realizado con 171 niños menores de 2 años, ya entabla un nexo entre la triada del déficit de vitamina D con la anemia ferropénica y las cifras bajas de hemoglobina.[176] Una aportación que concuerda con los resultados obtenidos. El **grupo indio aglutina el mayor porcentaje** de niños con una **hemoglobina inferior a 10,5 g/dl**. Lo sigue el subsahariano. En relación a esto es oportuno recordar que una investigación llevada a cabo en la República Popular Democrática de Laos observó que el tratamiento con suplementos polivitamínicos tiene unos efectos positivos en la reducción de la prevalencia de anemia y en la concentración de hemoglobina que permitió a los pacientes mejorar su crecimiento.[271]

Este trabajo de tesis doctoral pretende reforzar la importancia de realizar en todos los niños (especialmente los pertenecientes a los que se han confirmado como grupos de riesgo: magrebí, subsahariano e indio) un cribado de anemia[251] y de deficiencia en vitamina D, con la finalidad de vigilar la reaparición de patologías como raquitismo y anemia nutricional entre estos niños, ya que se han obtenido en la muestra estudiada diferencias estadísticamente significativas de carencia de vitamina D y ferropenia. La analítica deberá incluir hemograma, ferritina, hierro, calcio, fósforo, fosfatasa alcalina, 25(OH) D y, si existen alteraciones compatibles con raquitismo bioquímico (fosfatasas alcalinas elevadas y déficit de Vitamina D), es conveniente solicitar niveles de PTH. [5]

La lactancia materna (16-24 meses) se prolonga en exceso entre la población magrebí, india y, principalmente, subsahariana, que incorporan como suplemento la leche de vaca junto con cereales en forma de papillas, en ocasiones como único alimento. Estos tres grupos introducen, por el contrario, de modo tardío los alimentos complementarios y no consumen suficiente carne, fruta y verdura durante el primer año de vida. [231] Los procesos infecciosos propios de la edad agudizan en estos niños el peligro de desnutrición, anemia y carencia de vitaminas.[272]

Los profesionales de la sanidad deberían remarcar a las familias la conveniencia de seguir una alimentación reglada en tres comidas y dos tentempiés al día. También aconsejarles que eviten el consumo de alimentos precocinados o de bollería industrial. En nuestro medio resulta más económica la adquisición de productos envasados, fritos o zumos preparados que la de fruta fresca, verdura o carne, pescado y huevos. Esto no favorece a estos niños a llevar una dieta sana. Tampoco ayuda a ello la publicidad con la que se promocionan, su vistoso envoltorio, los sabores dulces que los dominan y la sensación de plenitud y saciedad que despiertan a expensas de grasas saturadas. Es habitual que en la consulta del CAP estos niños aparezcan consumiéndolos y, en cambio, resulta impensable verlos con una pieza de fruta o con un bocadillo. [9,267,273,274]

La nutrición deficiente en edades tempranas produce una amplia gama de problemas médicos en el futuro.[248] Una alimentación adecuada es primordial para prevenir patologías derivadas de carencias durante la primera infancia. A la vez que se respetan las costumbres de cada etnia debería intentarse una aproximación a la dieta mediterránea.

Aunque algunos autores recomiendan la utilidad de reuniones en grupo para explicar las diferentes estrategias a seguir para concienciar a esta población de la importancia de seguir una buena dieta alimentaria, esta investigación ha podido concluir que aprovechar las distancias cortas de la consulta, el trato personalizado entre profesional y paciente, acaba siendo de más utilidad. Las sesiones públicas y las campañas generalizadas no logran vencer las diferencias culturales y no transmiten de un modo efectivo este mensaje.[247] Los consejos que se dan de manera personalizada a las familias inmigrantes para que den sus hijos una alimentación equilibrada, a través de dibujos y mediadores culturales que posibilitan la comunicación salvando escollos idiomáticos, culturales y religiosos, han demostrado ser de gran eficacia.

El estudio también quiere dejar claro que resulta fundamental informar a estos grupos del beneficio de tomar el sol diariamente durante un tiempo que oscila de 10-15 minutos y en horario no perjudicial. [248,249,250,275]

La diversidad de publicaciones, que incluyen criterios no siempre coincidentes, sobre niveles de deficiencia de vitamina D exige reexaminar la actuación frente a esta problemática. [177]

Resulta relevante recordar que las carencias nutricionales pueden ser asintomáticas a nivel auxológico. El hecho de no observar ningún retraso grave del crecimiento, ni tampoco una desnutrición proteico-calórica, no significa que no existan alteraciones bioquímicas tanto en déficit de hierro como de niveles de vitamina D comúnmente en los denominados grupos de riesgo.[245,252,270,276] Una alimentación adecuada es primordial para prevenir patologías derivadas de insuficiencias energéticas durante la primera infancia. Por ello a la vez que se respetan las costumbres de cada etnia debería intentarse una aproximación a la dieta mediterránea.

7 CONCLUSIONES

Conclusiones

1- Esta investigación pone de manifiesto que el **estado nutricional** (revelado por la antropometría) de la población infantil autóctona de Salt (Girona) de edad inferior a 3 años y la población inmigrante de países en vías de desarrollo de origen magrebí, subsahariano, centroamericano e indio que residen en el mismo municipio es similar, no existen diferencias estadísticamente significativas y no se han detectado estados de malnutrición.

2- La **encuesta nutricional** pone de manifiesto que una vez que ha concluido la etapa de lactancia materna exclusiva las poblaciones magrebí, subsahariana e india incorporan la leche de vaca junto con cereales en forma de papillas en ocasiones como único alimento. Estos tres grupos no consumen suficiente carne, fruta y verdura durante los tres primeros años de vida.

3- El 22,5 % de la población estudiada presenta concentraciones plasmáticas en rango deficitario de **vitamina D (< 20 ng/dl)**, incidiendo especialmente en un 34,5 % de la población inmigrante de origen magrebí, un 18 % de subsaharianos y en el 64 % de los niños indios, siendo estas poblaciones las que están expuestas a una menor exposición solar.

4- En la valoración de prevalencia de **raquitismo** se detectan dos niños de origen subsahariano con criterios de raquitismo bioquímico clásico y otros dos niños magrebíes y un tercero indio con concentraciones plasmáticas de déficit de vitamina D grave sin características de raquitismo bioquímico.

6- Esta investigación recomienda **determinar las concentraciones plasmáticas** de fosfatasa alcalina y de 25(OH) D en la población de origen magrebí, subsahariano e indio que no siguen profilaxis con vitamina D.

7- Se estima aconsejable **suplementar con vitamina D** oral a dosis de 400 UI /día a todos los niños durante el primer año de vida con lactancia materna y de manera especial a la población de origen inmigrante de piel oscura, aumentando la dosis profiláctica de vitamina D a 600 UI/ día en los niños mayores de 1 año.

8- Los niños de las poblaciones inmigrantes de países de vías en desarrollo presentan **niveles en rango deficitario de ferritina, hierro, y hemoglobina** en los grupos magrebí, subsahariano y en mayor proporción en los indios.

Existe un déficit de **ferritina (<20ng/ml),** en un 31 % la población total. La muestra caucásica presenta un 10,5 % y la centroamericana un 15 %, mientras que la magrebí exterioriza un 49%, la subsahariana un 29 % y la india un 85 %.

El déficit de **hierro (<50µg/dl)**, lo presenta un 45 % la población total. Se observa en un 38,5 % de población caucásica y un 35 % de la centroamericana, aumentando el déficit en la población magrebí con un 51 %, la subsahariana en el 43 % y empeorando la muestra india con un 79 % de sus niños.

Rangos deficitarios de **hemoglobina (<10,5mg/ml)** lo presenta un 9 % de la población total estudiada y lo presentan un 3,7 % de la población caucásica y un 5% de la población centroamericana, incrementándose el déficit en la población magrebí con el 7%, la subsahariana un 15 % y la india con un 21,4 % de su población infantil.

9- Nuestro estudio pone de relieve la importancia de realizar una **encuesta nutricional** dirigida preferentemente a los niños inmigrantes de países en vías de desarrollo para estimar la ingesta de hierro y determinar en aquellos con ingesta deficitaria las concentraciones plasmáticas de sideremia y de ferritina.

8 BIBLIOGRAFÍA

1 Ballabriga A, Moya M. Malnutrición y subnutrición. Cápitulo 11.9; M. Cruz-Hernández. Tratado de pediatría. Tomo I 9ª edición Ed. Ergon; Madrid 2006; pág 691-694

2 Hernández M. El patrón de crecimiento humano y su evaluación. En: Pombo M, ed. Tratado de Endocrinología Pediátrica. 4ª edición. Madrid: McGraw-Hill-Interamericana de España SAU; 2009. p.152-174.

3 Tojo R, Leis R. Crecimiento normal. En: Cruz-Hernández M, ed. Tratado de Pediatría. 10ª edición. Madrid:Ergon;2011, p.885-886.

4 Ballabriga A, Carrascosa A. Crecimiento y nutrición. Retraso de crecimiento de origen nutricional. En: A. Ballabriga, A. Carrascosa, ed. Nutrición en la infancia y adolescencia. 3ª edición. Madrid:Ergon;2006, p.891-918.

5 Bonet Alcaina M, López Segura N, Besora Anglerill R, Herrero Pérez S, Esteban Torné E, Seidel Padilla V. [Rickets in Asian immigrants during puberty]. An Esp.Pediatr. 2002;57:264-267

6 Wandel M. Nutrition-related diseases and dietary change among Third World immigrants in northern Europe. Nutr Health. 1993;9:117-133

7 Corretger JM, Fortuny C, Botet F, Valls O. [Marginality, ethnic groups and health]. An Esp Pediatr. 1992;36:115-117.

8 Luque V. Valoració de l'estat nutricional en pediatría. Pediatria Catalana, 2011; 71: 514-515.

9 Lissauer T, Clayden G. Nutrición. En: Lisauer T, Clayden G, coordinadores. Texto ilustrado de Pediatría. 3ª ed. Barcelona: Elsevier Mosby; 2009. p.187-204

10 Suárez L. Introducción. En: Suárez, coordinador. Curso de formación en nutrición infantil. Ed. Madrid 2004: Ergon; 2004. p.1-4

11 Infante D, Yeste D. Salud y vitamina D: Un puzle incompleto. Anales de Pediatría 2012; 77: 1-4.

12 Fumadó V. Malnutrición infantil en países en vías de desarrollo. Pediatr Integral. 1997; 3: 34-43.

13 Meulmeester JF, van den Berg H, Wedel M, Boshuis PG, Hulshof KF, Luyken R. Vitamin D status, parathyroid hormone and sunlight in Turkish, Moroccan and Caucasian children in The Netherlands. Eur J Clin Nutr. 1990; 44: 461-470.

14 Ozkan B, Buyukavcı M, Aksoy H, Tan H, Akdağ R. Incidence of rickets among 0-to-3 years-old children in Erzurum. Çocuk Sağlığı ve Hastalıkları Dergisi 1999;42:389-396.

15 Majid Molla A, Badawi MH, al-Yaish S, Sharma P, el-Salam RS, Molla AM. Risk factors for nutritional rickets among children in Kuwait. Pediatr Int 2000; 42: 280-284.

16 Bassir M, Laborie S, Lapillonne A, Claris O, Chappuis MC, Salle BL. Vitamin D deficiency in Iranian mothers and their neonates: a pilot study. Acta Paediatr 2001; 90: 577-579.

17 Narchi H, El Jamil M, Kulaylat N. Symptomatic rickets in adolescence. Arch Dis Child 2001; 84: 501-503.

18 Fida NM. Assessment of nutritional rickets in Western Saudi Arabia. Saudi Med J 2003; 24: 337-340.

19 Dawodu A, Agarwal M, Hossain M, Kochiyil J, Zayed R. Hypovitaminosis D and vitamin D deficiency in exclusively breast-feeding infants and their mothers in summer: a justification for vitamin D supplementation of breast-feeding infants. J Pediatr 2003; 142: 169-173

20 Hochberg Z. Rickets. Past and present. En: Hochberg Z, editor. Vitamin D and Rickets. Basel, Switzerland: Karger, 2003: 1-13.

21 Bereket A. Rickets in developing countries. In: Hochberg Z, ed. Vitamin D and Rickets. Basel, Switzerland: Karger, 2003:220-232.

22 Yeste D, Carrascosa A. Nutritional rickets in childhood: analysis of 62 cases. Med Clin 2003; 121:23-27.

23 Najada AS, Habashneh MS, Khader M. The frequency of nutritional rickets among hospitalized infants and its relation to respiratory diseases. J Trop Pediatr 2004; 50:364-368.

24 Glerup H, Rytter L, Mortensen L, Nathan E. Vitamin D deficiency among immigrant children in Denmark. Eur J Pediatr 2004; 163:272–273

25 Pettifor JM. Nutritional rickets: deficiency of vitamin D, calcium, or both? Am J Clin Nutr 2004; 80(6 Suppl):1725S–1729S.

26 Moussavi M, Heidarpour R, Aminorroaya A, Pournaghshband Z, Amini M. Prevalence of vitamin D deficiency in Isfahani high school students in 2004. Horm Res 2005; 64:144-148.

27 Mallet E, Gaudelus J, Reinert P, et al. Symptomatic rickets in adolescents. Arch Pediatr 2004; 11:871-878.

28 Brunvand L, Sander J. [Iron deficiency anemia among immigrant children from developing countries]. Tidsskr Nor Laegeforen. 1993;113:1719-1720

29 Baroncelli GI, Bereket A, El Kholy M, Audì L, Cesur Y, Ozkan B, Rashad M,Fernández-Cancio M, Weisman Y, Saggese G, Hochberg Z. Rickets in the Middle East: role of environment and genetic predisposition. J Clin Endocrinol Metab. 2008; 93:1743-1750.

30 Bloem M, Gross R, Schultink W, Shrimpton R,.Prevention of iron deficiency in infants: issues and approach. En :Preedy V, Grimble G, Watson, R, eds. Nutrition in the Infant. Problems and Practical Procedures. London: Greenwich Medical Media;2001.p.141-148

31 Olivares JL, Gracia M, Bueno I et al. Contribución al estudío de la anemia ferropenica en la infancia. Bol Soc Arag Ped 1979; 11:92-107

32 González de Aledo A, Rollán A, Bonilla C. Estudio prospectivo sobre la prevalencia de ferropenia en lactantes de Cantabria, su relación con la introducción de la leche de vaca y el desarrollo psicomotor. An Esp Pediatr 1990;32:24-27

33 Abellán A, Alcaraz M, Mengual M et al. Prevalencia de ferropenia en la primera infancia y factores relacionados en una comarca de la región de Murcia. An Esp Pediatr 1992; 36:265-268.

34 Lafuente P, Ojemboarrena E, Sasieta M et al. Anemia y depleción de depósitos de hierro en lactantes sanos de 12 meses de edad. An Esp Pediatr 1992;37:24-28

35 Garcia C, Muñoz E, Fortea E et al. Evaluación del déficit de hierro en niños urbanos sanos de 18 y 24 meses de edad. An Esp Pediatr 1995;43:252-256

36 Díaz J, Alarcón F, Legrós JR et al. Valores hematimétricos del lactante. Estudio prospectivo sobre prevalencia de microcitosis y anemia microcítica en dos grupos étnicos. An Esp Pediatr 1995;43:171-178

37 Arija V, Fernandez J, Salas J, Carencia de hierro y anemia ferropénica en la población española. Med Clin 1997; 109:425-430

38 Physical status: the use and interpretation of anthropometry. Report of a WHO Expert Committee. World Health Organ Tech Rep Ser. 1995;854:1-452.

39 Carrascosa A, Fernandez JM, Fernandez C, Ferrández A, Lopez-Siguero JP, Sanchez Gonzalez E, Sánchez González E y grupo colaborador. Estudio transversal español de crecimiento 2008. Barcelona 2008; pág 45-81

40 Brines J, Martinez Costa C, Garcia Vila A, Codoñer Franch P. Semiologia de los trastornos nutricionales en la infancia. Medicina Integral 1989; 14:377-390

41 R.Tojo, R.Leis. Crecimiento normal. Crecimiento y desarrollo. Sección 13; M. Cruz-Hernández. Tratado de pediatría. Tomo I 9ª edición Ed. Ergon; Madrid 2006; Pág 845-856

42 Lissauer T, Clayden G. Texto ilustrado de Pediatría, 3ª edición ; Capitulo I, El niño en la sociedad,;Ed. Elsevier Mosby, Barcelona 2009 .p.1-8

43 Bengoa JM: Recent trends in public health nutrition. Protein-calorie malnutrition. Proceedings of the 8th International Congress on Nutrition. Prague 1969;141:1-22

44 Suskind D, MURTHY KK, Suskind RM: The malnourished child: an overview. En: Suskind RM, Lewinter-Suskind L (Eds) The Malnourished child. Workshop Series, vol.19,New York, Raven Press 1990

45 El PAIS/AFP. El hambre y la mortalidad infantil se agravan en África y Asia, según la OMS. El Pais. 22 agosto 2005; sec. Internacional.

46 Anonymous: Combating undernutrition in the Third World. Lancet 1988;1:334-336

47 Ballabriga A, Carrascosa, A. Malnutrición energético-proteica, Capitulo 36; Nutrición en la infancia y adolescencia ,3ª edición;Ed. Ergon, Madrid 2006 ;pág 1161-1190

48 Mc Laren DS, Pellett PL, Read WWC: A simple scoring system for classifying the severe forms of protein-caloria malnutrition of early childhood. Lancet 1967; I: 533-535.

49 William CD: A nutritional disease of childhood associated with a maize diet. Arch Dis Child 1933;8:423-433

50 William CD: Kwashiorkor. A nutritional disease of children associated with a maize diet. Lancet 1935; II: 1151-1153

51 Hinojosa F: Apuntes sobre una enfermedad del pueblo de la Magdalena. Gaceta Médica de México 1: 137-139

52 Platt BS Nutrition in the British West Indies. H.M.S.O. Colonial Office. No. 195, 1946

53 Waterlow JC: Fatty liver disease in infants in the British West Indies. Medical Research Council Special Report Series, No.263.London; H.M.S.O., 1948; 13:6-20

54 Peña Chavarria A, Saenz-Herrera C, Cordero E: Sindrome policarencial de la infancia. Rev Med Costa Rica 1948; 170-174

55 Ballabriga A: L`etiologie des diarrhées et des dystrophies alimentaires. Carence et troubles des proteines. Sixth International Congress of Paediatrics, Zurich, 1950;131

56 Fanconi G. Prader A : Die EiweiBmangeldystrohphie. Helv Paediatr Acta 1950;5:313-329

57 Frontali G: La distrofia dicarenza proteica. Pediatr Int 1955;5:81-92

58 Altmann A: Kwashiorkor (malignant malnutrition; infantile pellagra). Presentado en Sixth International Congres of Paediatrics, Zurich 1950;133

59 Stransky E, Dauis-Lawas DF: On Kwashiorkor, a multiple deficiency disease in the tropics. Presentado en: Sixth International Congress of Paediatrics. Zurich, 1950;134

60 Informe de la tercera conferencia sobre los problemas de nutricion en la America Latina. Caracas-Venezuela, 19-28 octubre 1953. Organización de las Na ciones Unidas para la Argentina y la Alimentación, Rome, 1954

61 Santos A: Kwashiorkor. Alguns aspectos estudados em Belem do Pará.Graf da Revista da Veterinaria, Belem, Brazil, 1955

62 Varga F: Zur Bedeutung enteraler Infekte bei der Entstehung der schwern Formen der Säuglingsatrophie. Kinderärztl Prax 1954;22:152-156

63 Trowell HC, Davies JNP, Dean RFA: Kwuashiorkor. London, Edwuard Arnold, 1954

64 Waterlow JC: Protein malnutrition. Proceedings of a conference in Jamaica 1953. Cambridge University Press, 1955

65 Mc Cance RA:Chaurman's opening remarks. The two syndromes. En: McCance RA, Widdowson EM (eds). Calorie deficiencies and protein deficiencies. London, Churchill, 1968;1-4

66 Jelliffe DB: Protein- calorie malnutrition in tropical preschool children. J Pediatr 1959;54:227-256

67 Jackson AA: Discussion in The Malnourished Child: An overview. En: Suskind RM, Lewinter-Suskind L, Workshop Series, Vol.19, New York, Raven Press 1990:21

68 Shakir A: Quack stick in the assessment of protein-calorie malnutrition in Baghdad. Lancet 1973;I:762-764

69 Nichols BL, Nichols VN, Putman M y cols: Contribution of villous atrophy to reduced intestinal maltase in infants with malnutrition. J Pediatr Gastroenterol Nutr 2000;30:494-502

70 Brown RE: Decreased brain weight in malnutrition and its implications. East Afr Med J 1965;42:584-595

71 Vahlquist B, Engesner G, Sjögren I: Malnutrition and size of the cerebral ventricles. Acta Paediatr Scand 1971;60:533-539

72 Engsner G, Habte D y cols: Brain growth in children with kwashiorkor. Acta Paed Scand 1974;63:1-8

73 Udani OM, Dastur DK: Pediatric malnutrition – a global neurological problema. En: Dastur, DK, Shahani M, Bharucha EP (eds) Neurological Sciences: An Overview on Current Problems. Interprint, New Delhi 1989; pp251-275

74 Cabak V, Najdanvic R: Effect of undernutrition in early life on physical and mental development. Arch Dis Child 1965;40:532-534

75 Evans DE, Bowie MD, Hansen JDL y cols: Intellectual development and nutrition. J Pediatr 1980;97:359-363

76 Campakam S, Sirkantea SG, Gopalan C: Kwashiorkor and mental development. Am J Clin Nutr 1968;21:844-852

77 Stock MB, Smythe PM: 15-year developmental study on effects of severe undernutrition during infancy on subsequent physical growth and intellectual functioning. Arch Dis Child 1976;51:327-336

78 Cravioto J: Severe malnutrition and development of motor skills in children. Ann Nestle 1980; 44:22-49

79 Liang PH, Hie TT, Jan OH y cols: Evaluation of mental development in relation to early malnutrition. Am J Clin Nutr 1967;20:1290-1294

80 Abdalla MI, Gabr M, Ibrahim II y cols: Endocrine profiles in pediatric andrology. I. Thyroid stimulating hormone response to thyrotropin releasing hormone in normal and protein calorie malnourished infants. Arch Androlog 1983;11:39-43

81 Bhutta ZA, Bang P, Karlsson E y cols: Insulin-like growth factor I response during nutritional rehabilitation of persistent diarrhea. Arch Dis Child 1999;80:438-442

82 Satyanarayana K, Nadamuni NA, Narasinga Rao BS: Adolescent growth spurt among rural Indian boys in relation to their nutritional status in early childhood. Ann Hum Biol 1980;7:359-366

83 Satyanarayana K, Radhaiah G y cols: The adolescent growth spurt of height among rural Indian boys in relation to childhood nutritional background: an 18 year longitudinal study. An Hum Biol, 1989:16:289-300

84 Kulyn HE, Bwibo N, Mutie D y cols: The effect of chronic childhood malnutrition on pubertal growth and development. Am J Clin Nutr 1982;36:527-536

85 Dreizen S, Spirakis CN, Stone RE: A comparison of skeletal growth and maturation in undernourished and well nourished girls before and after menarche. J Pediatr 1967; 70:256-263

86 Satyanarayana K, Nadamuni Naidu A: Nutrition and menarche in rural Hyderabad. Ann Hum Biol 1970;6:163-165

87 Whitehead RG, Coward WA, Lunn PG: Serum albumin concentration and the onset of Kwashiorkor. Lancet 1973;I:63-66

88 Picou D, Halliday D, Garrow JS: Total body protein, collagen and non collagen protein in infantile protein malnutrition. Clin Sci 1966;30:345-351

89 Antia AU, McFarlane H, Soothill JF: Serum siderophilin in kwashiorkor. Arch Dis Child 1968;43:459-462

90 McFarlane H, Ogbeide MI, Reddy S y cols: Biochemical assessment of protein calorie malnutrition. Lancet 1969;I:392-394

91 Chevalier P, Sevilla R, Zalles L y cols: Study of thymus and thymocytes in Bolivian preschool children during recovery from severe protein energy malnutrition. J Nutr Immunol 1994;3:27-39

92 Becker W, Nande W du T, Kipps A y cols: Virus studies in disseminated Herpes Simplex infections: association with malnutrition in children. S Afr Med J 1963;37:74

93 Seth V, Chandra RK: Opsonic activity, phagocytosis and bactericidal capacity of polymorphs in undernutrition. Arch Dis Child 1972;47:282-284

94 Sirisinha S, Suskind R, Edelman R y cols: Complement and C3-proactivator levels in children with protein calorie malnutrition and effect of dietary treatment. Lancet 1973;I:1016-1020

95 Sirisinha S, Suskind R, Edelman R y cols: Secretory and serum IgA in children with protein calorie malnutrition. Pediatrics 1975;55:166-169

96 Reddy V, Raghuramulu N, Bhaskaram C: Secretory IgA in protein calorie malnutrition. Arch Dis Child 1976;51:571-574

97 Watson RR, Reyes MA, Mc Murray DM,: Influence of malbutrition on the concentration of IgA, lysozime, amylase and aminopeptidase in children's tears. Proc Soc Exp Biol Med 1978; 157:215-219

98 Green F, Heyworth B: Immunoglobulina containing cells in jejuna mucosa of children with protein energy malnutrition and gastroenteritis. Arch Dis Child 1980;55:380-383

99 Macdougall LG, Anderson R, McNab GM y cols: The immune response to iron deficient children: impaired celular defense mechanisms with altered humoral components. J Pediatr 1975; 86:833-843

100 Hansen AE, Wiese HF, Boelsche AN y cols: Role of linoleic acid in infant nutrition. Pediatrics, 1963;31:171-191

101 Atinmo T, Johnson A, Mbofung C y cols: Plasma zinc status of protein energy malnourished children in Nigeria. Acta Trop 1982;39:265-274

102 Cordano A, Baertl JM, Graham GG: Copper deficiency in infancy. Pediatrics, 1964;34:324-336

103 Behrens RH, Tomkins AM, Roy SK: Zinc supplementation during diarrhoea, a fortification against malnutrition? Lancet 1990;II:442-443

104 Mejia LA: Vitamina A nutrient interrelationships. En: JC Bauernfeind (ed) Vitamina A Deficiency and its Control. Academic Press, New York 1986:66-100

105 Rosen DS, Al Sharif Z, Bashir M y cols: Vitamin A deficiency and Xerophtalmia in western Yemen. Eur J Clin Nutr 1996;50:54-57

106 Schaumberg DA, O'Connor J, Semba RD: Risk factors for xerophthalmia in the Republic of Kiribati. Eur J Clin Nutr 1996; 50:761-764

107 Sommer A, Hussaini G, Tarwotjo I y col: Increased mortality in children with mild vitamin A deficiency. Lancet 1983;ii:585-588

108 Milton RC, Reddy V, Naidu AN: Mild vitamin A deficiency and childhood morbidity. An Indian experience. Am J Clin Nutr 1987;46:827-829

109 West KP Jr., Pokhrel RP, Katz J y cols: Efficacy of vitamin A in reducing preschool child mortality in Nepal. Lancet 1991;338:67-71

110 Rahmathullah L, Underwood BA, Thulasiraj RD y cols: Reduced mortality among children in Southern India receiving a small weekly dose of vitamin A. N Engl J Med 1990;323:929-935

111 Sommer A, West KP: Vitamin A deficiency: Health, Survival and Vision. Oxford University Press, Oxford 1996

112 Viart P: Hemodynamic findings during treatment of protein calorie malnutrition. Am J Clin Nutr 1978;31:911-926

113 Smythe PM, Swanepoel A, Campbell JAH: The heart in kwashiorkor Br Med J 1962; 1:67-73

114 Wharton BA, Balmer SE, Somers K y cols: The myocardium in kwashiorkor. Q J Med 1969;38:106-116

115 Wharton BA, Howels GR, McCance RA: Cardiac failure in kwashiorkor. Lancet 1967;II:384-387

116 Ballabriga A: Protein-energy malnutrition. En: JP Buts, EM Sokal (eds) Management of Digestive and Liver Disorders in Infants and Children. Elsevier, Amsterdam 1993:223-249

117 Rowland MGM: Infant feeding practices. En: Gracey M (ed) Diarrhoea and Malnutrition: A Clinical Update. Caribbean Food and Nutrition Institute, 1974

118 Ashworth A: Practical aspects of dietary management during rehabilitation from sever protein energy malnutrition. J Hum Nutr 1980;34:360-369

119 WHO. Management of severe malnutrition: A manual for physicians and other senior health workers. Geneva: WHO 1999

120 Wharton B: Hypoglycaemia in children with kwashiorkor. Lancet 1970;I:171-173

121 Trowell HC, Davies JNO, Dean RFA: Kwashiorkor. London, Edward Arnold, 1954

122 Larcher VF, Shepherd R, Francis DEM y cols: Protracted diarrea in infancy. Arch Dis Childh 1977;52:597-605

123 Cabanac M: Sensory pleasure. Q Rev Biol 1979; 54:1-29

124 Samuel J. Fomon, Ekhard E.Ziegler. Vitamina D, capitulo 20; Nutrición del lactante. Samuel J. Fomon , 1ª edición; ed.Mosbt/Doyma Libros ,Madrid 1995; pág 317-331

125 Holick MF. Vitamina D: Importance in the prevention of cancers, type I diabetes, heart disease, and osteoporosis. Am J Clin Nutr. 2004;79:362-71

126 Pietrzik K, Dierkes J. History and Clasical Functions of Vitamins. En: Walter P, ed. The Scientific Basis for Vitmanin Intake in Human Nutrition. Bibl Nutr Dieta. Basel: Karger 1995:7-19

127 Yeste D, Audi L, Carrascosa A. Tratado de endocrinología de la infancia y de la adolescencia. 2ª Edición. Argente J, Carrascosa A, Gracia R, Rodriguez F editores. Capítulo 44. "Metabolismo fosfocálcico. Fisiopatología",. Ediciones Doyma S.L. Barcelona. 2000; pág 1117-1141

128 Wagner CL, Greer FR; American Academy of Pediatrics Section on Breastfeeding; American Academy of Pediatrics Committee on Nutrition. Prevention of rickets and vitamin D deficiency in infants, children, and adolescents. Pediatrics. 2008; 1142-1152.

129 Marín S, Suárez L, Díaz R. Bases fisiológicas y estudio del metabolismo fosfocálcico. Revista de hormonas y factores de crecimiento. 2011; 3-9

130 Webb A, Holick M. The role of sunlight in the cutaneous production of vitamin D3. Ann Rev Nutr 1988; 8: 375-399

131 J.L.Olivares , J. Fleta. Nutrición en Pediatría. 2ª Edición. M. Bueno, A. Sarría. J.M. Pérez-González. Capitulo 7. " Vitaminas liposolubles en la nutrición infantil". Ediciones Ergon. Madrid. 2002; pág 65-72.

132 Masvidal Aliberch RM, et al. Vitamina D: Fisiopatologia y aplicabilidad clínica en pediatría. An Pediatr (Barc).2012; 5-19

133 Anna Cabot Dalmau. Raquitismo carencial. Una nueva mirada sobre un antiguo problema re-emergente, ante la explosión de la bibliiografia. XIC Curso Internacional de Nefrologia Pediatrica – Barcelona 27-28 Octubre 2011

134 Hollis BW, Wagner CL, Drezner MK, Binkley NC. Circulating vitamin D3 and 25-hydroxyvitamin D in humans: An important tool to define adequate nutritional vitamin D status. J Steroid Biochem Mol Biol. 2007; 631-634

135 Bischoff-Ferrari HA, Giovannucci E, Willett WC, Dietrich T, Dawson-Hughes B.Estimation of optimal serum concentrations of 25-hydroxyvitamin D for multiple health outcomes. Am J Clin Nutr. 2006 Jul;84(1):18-28

136 Holick MF. Photosynthesis of vitamin D in the skin: effect of environmental and life-style variables. Fed Proc. 1987;46:1876-1882.

137 Cohn SH, A Besamis C, Yasamura S, Aloia JF, Zanzi I, Ellis KJ. Comparative skeletal mass and radial mineral content in black and white women. Metabolism 1977;26:171-178

138 Bell NH, Gordon L, Stevens J, Shary JR. Demonstration that bone mineral density of the lumbar spine, trochanter, and femoral neck is higher in black than in white young women. Calcify Tissue Int 1995;56:11-13

139 Yamo K, Wasnich R, Vogel JM, Heilbrun LK. Bone mineral measurements among middle-aged and elderly Japanes residents of Hawaii. Am J Epidemiol 1984;119:751-764

140 Meier DE, Cuckey MM, Vallenstein S. Calcium, vitamin D, and parathyroid hormone status in Young White and black women: association with racial differences in bone mass. J Clin Endocrinol Metab 1991;72:703-710

141 Abrams SA, O'Brien KO, Liang LK, Stuff KE. Differences in calcium absorption and kinetics between black and white girls aged 5-16 years. J Bone Miner Res 1995;10:829-833

142 Haque UJ, Bathon JM, Giles JT. Association of vitamin D with cardiometabolic risk factors in rheumatoid arthritis. Arthritis Care Res (Hoboken). 2012 May 3.

143 Rehman PK. Sub-clinical reckets and recurrent infection. J Trop Pediatr. 1994;40:58

144 Martineau AR, Wilkinson RJ, Wilkinson KA, et al. A single dose of vitamina D enhances immunity to mycobacteria. Am J Respir Crit Care Med. 2007;176:208-213

145 Willer CJ, Dyment DA, Sadovnick AD, Rothwell PM, Murray TJ, Ebers GC. Timing of birth and risk of multiple sclerosis: population based study. BMJ. 2005;330:120

146 Liu PT, Stengers S, Li H, et al. Toll-like receptor triggering of a vitamin D-mediated human antimicrobial response. Science.2006;311:1770-1773

147 Hayes CE. Vitamin D: a natural inhibitor of multiple sclerosis. Proc Nutr Soc-2000;59:531-535

148 Munger KL, Zhang SM, O'Reilly E, et al. Vitamin D intake and incidence of multiple sclerosis. Neurology. 2004;62:60-65

149 Merlino LA , Curtis J, Mikuls TR, Cerhan JR, Criswell LA, Saag KG. Vitamin D intake is inversely associated with rheumatoid arthritis: results from the Iowa Women's Health Study. Athritis Rheum. 2004;50:72-77

150 Vaidya A, Sun B, Larson C, Forman JP, Williams JS. Vitamin D3 Therapy Correctsthe Tissue Sensitivity to Angiotensin II Akin to the Action of a Converting Enzyme Inhibitor in Obese Hypertensives: An Interventional Study. J ClinEndocrinol Metab. 2012 Apr 26

151 Motiwala SR, Wang TJ. Vitamin D and Cardiovascular Risk. Curr Hypertens Rep. 2012 Mar 30.

152 Chiu K, Chu A, Go VL, Soad MF. Hypovitaminosis D is associated with insulin resistance and beta cell dysfunction. Am J Clin Nutr. 2004;79:820-825

153 Ford ES, Ajani UA, McGuire LC, Liu S. Concentrations of serum vitamin D and the metabolic syndrome among U.S. adults. Diabetes Care, 2005;28:1228-1230

154 The EURODIAB Substudy 2 Study Group. Vitamin D supplement in early childhood and risk for type 1 (insulindependent) diabetes mellitus. Diabetologia 1999;42:51-54

155 Fronczak CM, Baron AE, Chase HP, et al. In utero dietary exposures and risk of islet autoimmunity in children. Diabetes Care. 2003;26:3237-3242

156 Garland CF, Comstock GW, Garland FC, Helsing KJ, Shaw EK, Gorham ED. Serum 25(OH)D and colon cancer: eightyear prospective study. Lancet. 1989;2:1176-1178

157 Garland FC, Garland CF, Gorham ED, Young JE. Geographic variation in breast cancer mortality in the United States: a hypothesis involving exposure to solar radiation. Prev Med. 1990;19:614-622

158 Grant WB. An estímate of premature cáncer mortality in the US due to inadequate doses of solar ultraviolet-B radiation. Cancer. 2002;94:1867-1875

159 McGrath JJ, Burne TH, Féron F, Mackay-Sim A, Eyles DW. Developmental vitamin D deficiency and risk of schizophrenia: a 10-year update. Schizophr Bull. 2010;1073-1078

160 Carrascosa A, Gussinyé M, Yeste D, del Rio L, Audí L, Enrubia M, Vargas D. Skeletal mineralization during infancy, childhood and adolescente in the normal population and in populations with nutritional and hormonal disorders. Dual X-ray absorptiometry (DEXA) evaluation. In Schönau E (Ed). Paediatric osteology. New developments in diagnosis and therapy . Elsevier Science B. V., Amsterdam 1996; pág:93-102

161 Carrascosa A, Silber T. Osteoporosis: a pediatric concern?. Int Pediatrics 1996;11:84-94

162 Root AW , Powers PS. Anorexia nerviosa presenting as growth retardation in adolescents. J A dolescec Health Care 1983;4:25-30

163 Vargas D. Estudio de la mineralización del esqueleto en pacientes afectas de anorexia nerviosa. Influencia de factores nutricionales y hormonales. Barcelona. Universidad Autónoma de Barcelona; 1996.

164 Ziegler EE, Hollis BW, Nelson SE, Jeter JM. Vitamin D deficiency in breastfed infants in Iowa. Pediatrics. 2006; 118:603-610.

165 Lee JM, Smith JR, Philipp BL, Chen TC, Mathieu J, Holick MF. Vitamin D deficiency in a healthy group of mothers and newborn infants. Clin Pediatr (Phila). 2007;46:42-44.

166 Weisberg P, Scanlon KS, Li R, Cogswell ME. Nutritional rickets among children in the United States: review of cases reported between 1986 and 2003. Am J ClinNutr. 2004;1697S-705S.

167 Gallo S, Jean-Philippe S, Rodd C, Weiler HA. Vitamin D supplementation of Canadian infants: practices of Montreal mothers. Appl Physiol Nutr Metab. 2010;35:303-309

168 Zhou P, Schechter C, Cai Z, Markowitz M. Determinants of 25(OH)D sufficiency in obese minority children: selecting outcome measures and analytic approaches. JPediatr. 2011;158:930-934

169 Clements MR, Johnson L, Fraser DR. A new mechanism for induced vitamin D deficiency in calcium deprivation. Nature. 1987;325(6099):62-65.

170 Holick MF. Vitamin D deficiency. N Engl J Med. 2007;357:266-281.

171 Yeste D, Audi L, Carrascosa A. Tratado de endocrinología de la infancia y de la adolescencia. 2ª Edición. Argente J, Carrascosa A, Gracia R, Rodriguez F editores. Capítulo44. "Metabolismo fosfocálcico (III) Vitamina D",. Ediciones Doyma S.L. Barcelona. 2000; pág 1155-1181.

172 Soliman AT, El-Dabbagh M, Adel A, Al Ali M, Aziz Bedair EM, Elalaily RK.Clinical responses to a mega-dose of vitamin D3 in infants and toddlers with vitamin D deficiency rickets. J Trop Pediatr. 2010; 56:19-26.

173 Peris P. Diagnóstico y tratamiento de la osteomalacia por el reumatólogo. Reumatol Clin. 2011;7 Suppl 2:S22-27

174 Hanley DA, Cranney A, Jones G, Whiting SJ, Leslie WD; Guidelines Committee of the Scientific Advisory Council of Osteoporosis Canada. Vitamin D in adult health and disease: a review and guideline statement from osteoporosis Canada (summary. CMAJ. 2010;182:1315-1319.

175 Abdul-Razzak KK, Khoursheed AM, Altawalbeh SM, Obeidat BA, Ajlony MJ. Hb level in relation to vitamin D status in healthy infants and toddlers. Public Health Nutr. 2012; 6:1-5.

176 Yoon JH, Park CS, Seo JY, Choi YS, Ahn YM. Clinical characteristics and prevalence of vitamin D insufficiency in children less than two years of age.Korean J Pediatr. 2011 Jul;54(7):298-303.

177 Misra M, Pacaud D, Petryk A, Collett-Solberg PF, Kappy M; Drug and Therapeutics Committee of the Lawson Wilkins Pediatric Endocrine Society. Vitamin D deficiency in children and its management: review of current knowledge and recommendations. Pediatrics. 2008;122:398-417.

178 M. Cruz-Hernández. Anemias nutricionales. Capitulo 18.2 - M. Cruz-Hernández. Tratado de Pediatría .Tomo II 9° edición Ed. Ergon ; Madrid 2006 ; Pág 1491 –1495

179 West CE. Strategies to control nutritional anemia. Editorial Am J Clin Nutr 1996;64:789-790

180 Oski FA, Honig AS, Helu B y cols. Effect of iron therapy on behavior performance in non anemic, iron-deficient infants. Pediatrics 1983;71:877-880

181 Idjaradinata P, Pollitt E. Reversal of developmental delays in iron-deficient anaemic infants treated with iron. Lancet 1993;341:1-4

182 Navajas A. Alteraciones del metabolismo del hierro [sede web]. Bizkaia: avpap.org. 2005-[actualizada noviembre 2005; acceso 5 mayo de 2012]. Disponible en: www.avpap.org/documentos/jornadas2005/anavajas.htm

183 Krebs NF, Hambidge KM. Complementary feeding: clinically relevant factors affecting timing and composition. Am J Clin Nutr. 2007;85 Suppl:6395-45

184 A Salgado, J. Barquinero J. Hematologia. Interpretación clínica de los datos de laboratorio, ed.Sirven Grafic,1991; Barcelona 1991; pág 92-94.

185 Sachdev HP, Gera T, Nestel P. Effect of iron supplementation on metal development in children: systematic review of randomized controlled trials. Public Health Nutr. 2005; 8: 117-132

186 Comité Nacional de Hematología. Anemia ferropénica. Guía de diagnóstico y tratamiento. Arch Argent Pediatr. 2009; 107:353-361

187 R.Trujillo, J.M. Rial. Pediatr Integral 1999;1:167-173

188 Position of the American Dietetic Association: Vegetarian Diets. J Am Dietet Assoc 1997,97:1317-1321

189 Herbert V: Everyone should be tested for iron disorders. J Am Diet Assoc 1992;92:1502-1509

190 Finch CA, Cook JD:Iron deficiency . Am J Clin Nutr 1984;39:471-477

191 Wison A K, Ball MJ: Nutrient intake and iron status of Australian male vegetarians. Eur J Clin Nutr 1999;53:189-194

192 Ball MJ, Bartlett MA: Dietary intake and iron status of Austrlaian vegetarian women. Am J Clin Nutr 1990;70:353-358

193 Hunt JR, Roughead ZK: Nonheme-iron absorption, fecal, ferritn excretion and blood indexes of iron status in women consuming controlled lactoovovegetarian diets for 8 wk. Am J Clin Nutr 1999;69:944-952

194 Worwood M. Regulación del metabolism del hierro. Anales Nestlé 1995;53:1-11

195 Fomon SJ. Hierro. En: Fomon SJ, coordinador, Nutrición del lactante. 1ª ed. Madrid: Mosby/Doyma; 1995. 236-257.

196 Kasirga E, Gülen H, Simşek A, Ayhan S, Yilmaz O, Ellidokuz E. Coexistence of symptomatic iron-deficiency anemia and duodenal nodular lymphoid hyperplasia due to giardiasis: case report. Pediatr Hematol Oncol. 2009 ;26:57-61

197 Ngui R, Lim YA, Chong Kin L, Sek Chuen C, Jaffar S. Association between anaemia, iron deficiency anaemia, neglected parasitic infections and socioeconomic factors in rural children of West Malaysia. PLoS Negl Trop Dis. 2012; 6:el 1550.

198 Treger RS, Cook AG, Rai G, Maloney DJ, Simeonov A, Jadhav A, Thomas CJ,Williams DL, Cappello M, Vermeire JJ. Oxadiazole 2-oxides are toxic to the human hookworm, Ancylostoma ceylanicum, however glutathione reductase is not the primary target. Int J Parasitol Drugs Drug Resist. 2012;171-177

199 Imhoff-Kunsch B, Briggs V. Antihelminthics in pregnancy and maternal, newborn and child health. Paediatr Perinat Epidemiol. 2012; 223-238

200 Domellöf M. Iron requeriments in infancy. Ann Nutr Metab. 2011; 59: 59-63.

201 McCann JC, Ames BN. An overview of evidence for a causal relation between iron deficiency during development and déficits in cognitive or behavioral function. Am J Clin Nutr.2007; 85: 931-945

202 Rao R, Tkac I, townsend EL, Gruetter R, Georgieff MK. Perinatal iron deficiency atters the neurochemical profile of the developing rat hippocampus. J Nutr.2003;133:3121-3215

203 Ward KL, Tkac I, Jing Y, Felt B, Beard J, Connor J, et al. Gestational and Lactational iron deficiency alters the developing striatal metabolome and associated behaviors in young rats. J Nutr. 2007; 137:1043-1049

204 Beard JL. Why iron deficiency is important in infant development. J Nutr. 2008;138:2534-2536

205 Monga M, Walia V, Gandhi A, Chandra J, Sharma S. Effect of iron deficiency anemia on visual evoked potential of growing children. Brain Dev. 2010;32:213-216

206 Algarin C, Peirano P, Garrido M, Pizarro F, Lozoff B. Iron deficiency anemia in infancy: long-lasting effects on auditory and visual system functioning. Pediatr Res. 2003;53:217-223

207 Lozoff B, Jimenez C, Smith JB. Double burden of iron deficiency in infancy and low socioeconomic status. Arch Pediatr Adolesc Med. 2006;160:1108-1113

208 Brotanek JM, Gosz J, Weitzman M, Flores G. Iron deficiency in early childhood in the United States: risk factors and racial/ethnic disparities. Pediatrics. 2007;120:568-575

209 Logan S, Martins S, Gilbert R. Iron therapy for improving psychomotor development and cognitive function in children under the age of three with iron deficiency anaemia. Cochrane Database Sys Rev. 2001;(2):CD001444

210 Domellöf M. Iron requeriments, absorption and metabolism in infancy and childhood. Curr Opin Clin Nutr Metab Care. 2007;10:329-335

211 Haas JD, Brownlie 4 th. T Iron deficiency and reduced work capacity: a critical review of the research to determine a causal relationship (discussion 688-690S). J Nutr. 2001;1312 Suppl2:676S-688S

212 Gera T, Sachdev HP, Nestel P. Effect of iron supplementation in physical performance in children and adolescents: systematic review of randomized controlled trials. Indian Pediatr. 2007;44:15-24

213 WHO. Iron deficiency anaemia. Assessment, prention and control: A guide for programme managers. WHO/NHD/01.3.Geneva: World Health Organization;2001

214 Agarwal R. Nonhematological benefits of iron. Am J Nephrol. 2007;27:565-571

215 Peirano PD, Algarín CR, Chamorro R, Reyes S, Garrido MI, Duran S, et al. Sleep and neurofunctions throughout child development: lasting effects of early iron deficiency. J Pediatr Gastroenterol Nutr. 2009;48:S8-15

216 Daoud AS, Batieha A, al –Sheyyab M, Abuekteish F, Hijazi S. Effectiveness of iron therapy on breath-holding spells. J Pediatr. 1997;130:547-550

217 Lozoff B, Beard J, Connor J, Barbara F, Georgieff M, Schallert T. Long – Lasting neuronal and behavioral effects of iron deficiency in infancy (discussion S72-91). Nutr Rev. 2006;64:S34-43

218 Hopkins D, Emmett P, Steer C, Rogers I, Noble S, Emond A. Infant feefing in the second 6 months of life related to iron status: an observational study. Arch Dis Child. 2007;92:850-854

219 PAHO/WHO. Guiding principles for complementary feeding of the breastfed child. Wasington DC: World Health Organitation; 2003. 38p

220 Morgan J, Taylor A, Fewtrell M. Meat consumptions is positively associated with psychomotor outcome in children up to 24 months of age. J Pediatr Gastroenterol Nutr. 2004;39:493-498

221 Dee DL, Sharma AJ, Cogswell ME, Grummer-Strawn LM, Fein SB, Scanlon KS. Sources of supplemental iron among breast-fed infants during the first year of life. Pediatrics. 2008;122 Suppl2:S98-104

222 Mataix J, García L, Mañas M, Martínez de Victoria E, LLopis González J, Mataix J, editors. Tabla de composición de alimentos.. 4º ed. Granada: Universidad de Granada; 2003. 555 p

223 Lissauer T, Clayden G. Enfermedades hematológicas. En: Lisauer T, Clayden G, coordinadores. Texto ilustrado de Pediatría. 3ª ed. Barcelona: Elsevier Mosby; 2009. p.363-385.

224 Beléndez Bieler C, Sastre Urgellés A. Anemias. En: Ruiz Domínguez J, Montero Reguera N, Hernández González J, Guerrero-Fernández J, Galán de Dios J, Romero Albillos G, et al, coordinadores. Manual de diagnóstico y terapéutica en pediatría. 4ª ed. Madrid: publimed; 2003. p.617-625.

225 Atela Urquijo P, Martín Ibáñez I, Trenchs Sainz de la Maza V. [Assessment ofthe intervention in a therapeutic feeding center for children in Nicaragua]. NutrHosp. 2011;26:1345-1349.

226 Pozo J, Argente J. Tratado de endocrinología pediatrica y de la adolescencia. 2ª Edición. Argente J, Carrascosa A, Gracia R, Rodriguez F editores. Capítulo 9. "Crecimiento: valoración auxológica ", pág 177-200. Ediciones Doyma S.L. Barcelona. 2000

227 C. Martinez – Costa, J. Brines, M.E.Castellanos, A.Abella, A. Garcia-Vila, A. Garnelo. Evaluación del estado nutricional; Peditr. Integral 1995;1:150-165

228 Frisancho AR. NEW norms of upper limb fat and muscle areas for assessment of nutritional status. Am J Clin Nutr 1981;34:2540-2545

229 Tanner JM . Auxology. Y En: Kappy MS, Blizzard RM, Midgeon CJ, editores. Wilkins. The diagnosis and treatment of endocrine disorders in chilhood and adolescente (4ª ed.). Springfield: Charles C. Thomas Publisher, 1994; 137-192

230 Cameron N. The methods of auxological anthropometry. En: Falkner F, Tanner JM, editors. Human growth: a comprehensive treatise Vol. 3: Methodology. Ecological, Genetic, and Nutritional Effects on Growth. (2ªed.). Nueva York y Londres: Plenum Press,1986; 3-46

231 Ferrer B, Vitoria I, Dalmau J, La alimentación del niño inmigrante. Riesgos y carencias nutricionales. Acta Pediatr Esp. 2012; 70:147-154

232 Suarez, L. Nutrición Infantil. Capitulo2; Ed. Ergon 2004; Madrid; Volumen 2, 2004, pág. 5-10

233 Garabédian M, Menn S, Nguyen TM, Ruiz JC, Callens A, Uhlrich J. Prévention de la carence en vitamina D chez lénfant et ládolescent. I. Proposition et argumentarie pour lútisitaion d'un abaque décisionnel. Arch Pédiatr 1999; 6: 990-1000

234 Cabot Dalmau, A. Raquitismo carencial una nueva mirada sobre un antiguo problema reemergente ante la explosión de bibliografía. XIV Curso Internacional de Nefrología Pediátrica. Barcelona, 27 y 28 Octubr.2011; pág.49-57

235 Suarez, L. Valoración bioquímica del estado nutricional. Capitulo 4. Nutrición Infantil.; Ed. Ergon 2004; Madrid; Volumen 2, 2004, pág. 33-38

236 Salgado A, Barquinero J. Interpretación Clínica de los datos de laboratorio; Ed. SIRVEN GRAFIC,1991; Barcelona 1991; pág. 39 – 44

237 Cabot A, Martínez-Baylach J, Trabazo del Castillo M, Voss D, Díez Martín R. Rickets: different forms of presentation for the same emergent physiopathogenic entity. Acta Pediatr Esp. 2012; 70: 221-225

238 Olsen PT, Vikan H, Dramdal M, Borch-Iohnsen B, Fagerli RA, Wandel M, Ek J,Dahll LK. [Iron status and weaning practices among healthy 1-year old infants].Tidsskr Nor Laegeforen. 1995;115:612-614.

239 Flores G, Maldonado J, Durán P. Making Tortillas without Lard: Latino Parents'Perspectives on Healthy Eating, Physical Activity, and Weight-

Management Strategies for Overweight Latino Children. J Am Diet Assoc. 2011 Nov 9

240 Blanco-Rojo R, Pérez-Granados AM, Toxqui L, Zazo P, de la Piedra C, Vaquero MP. Relationship between vitamin D deficiency, bone remodelling and iron status in iron-deficient young women consuming an iron-fortified food. Eur J Nutr. 2012 May 23

241 Sánchez González E, Carrascosa Lezcano A, Fernández García JM, Ferrández Longás A, López de Lara D, López-Siguero JP. [Spanish growth studies: the current situation, their effectiveness and recommendations for their use]. An Pediatr (Barc). 2011;74:193.e1-16

242 WHO Multicentre Growth Reference Study Group. WHO Child Growth Standards based on length/height, weight and age. Acta Paediatr Suppl. 2006;450:76-85

243 Patrones de crecimiento infantil de la OMS. Disponible en: http://www.who.int/childgrowth/

244 Lim JW, Lee JJ, Park CG, Sriram S, Lee KS. Birth outcomes of Koreans by birthplace of infants and their mothers, the United States versus Korea,1995-2004. J Korean Med Sci. 2010;25:1343-1351

245 Alonso C, Ureta N, Pallás CR. Vitamina D profiláctica [accedido 16 Feb 2012]. Disponible en: http://www.aepap.org/previnfad/pdfs/previnfad vitamina D.pdf

246 Flores S. Importance of infant feeding during the first year of life. Gac Med Mex. 2011; 147: 22-31.

247 Gildea A, Sloan S, Stewart M. Sources of feeding advice in the first year of life: who do parents value? Community Pract. 2009;82:27-31

248 Gage H, Raats M, Williams P, Egan B, Jakobik V, Laitinen K, Martin-Bautista E,Schmid M, von Rosen-von Hoewel J, Campoy C, Decsi T, Morgan J, Koletzko B.Developmental origins of health and disease: the views of first-time mothers in 5 European countries on the importance of nutritional influences in the first year of life. Am J Clin Nutr. 2011;94:2018S-2024S.

249 Specker B, Valanis B, Herlberg V, Edwards N, Tsang R. Sunshine exposure and serum 25-hydroxivitamin D concentrations in exclusively breast-fed infants. J Pediatr 1985;107:372-376

250 Greer F, Marshall S. Bone mineral content, serum vitamin D metabolite concentrations, and ultraviolet B light exposure in infants fed human milk and without vitamin D2 supplements. J Pediatr 1989;114:204-212

251 V. Fumadó. Patología en los niños inmigrantes. Articulo reivisión.Clínica Pediátrica. J. Pou Fernández, V. Fumadó, S. Gala, S. Zambudio; Vol. II Nº 1/2006; pág.9-18

252 Grindulis H, Scott PH, Belton NR, Wharton BA. Combined deficiency of iron and vitamin D in Asian toddlers. Arch Dis Child. 1986;61:843-848

253 Wharton B, Bishop N. Rickets.Lancet.2003;362(9393):1389-1400.

254 Rajakumar K, Thomas SB. Reemerging nutritional rickets: a historical perspective. Arch Pediatr Adolesc Med. 2005;159:335-341

255 Andersen R, Mølgaard C, Skovgaard LT, Brot C, Cashman KD, Jakobsen J, Lamberg-Allardt C, Ovesen L. Pakistani immigrant children and adults in Denmar have severely low vitamin D status. Eur J Clin Nutr. 2008;625-634

256 Martínez Suárez V, et al., Recomendaciones de Ingesta y vitamina D: posicionamiento del Comité de Nutrición de la Asociación Española de Pediatria. An Pediatr (Barc). 2012;77:57.e1-57.e8[10.1016/j.anpedi.2011.11.024]

257 Holick MF,Chen TC. Vitamin D deficiency: A world wide problem with health consequences. AmJClinNutr.2008; 87: 1080–1086.

258 Biser-Rohrbaugh A, Hadley-Miller N. Vitamin d deficiency in breast-fed toddlers. J Pediatr Orthop. 2001;21:508-511

259 Carpenter TO, Herreros F, Zhang JH, Ellis BK, Simpson C, Torrealba-Fox E, Kim GJ, Savoye M, Held NA, Cole DE. Demographic, dietary, and biochemical determinants of vitamin D status in inner-city children. Am J Clin Nutr. 2012;95:137-146.

260 Laskowska-Klita T, Chełchowska M, Ambroszkiewicz J, Gajewska J, Klemarczyk W. The effect of vegetarian diet on selected essential nutrients in children. MedWieku Rozwoj. 2011;15:318-325

261 Gómez de Tejada Romero MJ1 et al. Documento de posición sobre las necesidades y niveles óptimos de vitamina D. Sociedad Española de Investigación Ósea y del Metabolismo Mineral (SEIOMM) y Sociedades afines. Rev Osteoporos Metab Miner 2011 3;1:53-64

262 Granado-Lorencio F, Mosteiro JS, Herrero-Barbudo C, Navarro ED, Blanco-Navarro I, Pérez-Sacristán B. 25-OH-vitamin D assay variation and subject management in clinical practice. Clin Biochem. 2010; 531-533

263 Lai JK, Lucas RM, Banks E, Ponsonby AL; Ausimmune Investigator Group.Variability in vitamin D assays impairs clinical assessment of vitamin D status. Intern Med J. 2012; 43-50

264 Hollis BW. Circulating 25-hydroxyvitamin D levels indicative of vitamin D sufficiency: implications for establishing a new effective dietary intake recommendation for vitamin D. J Nutr. 2005;135:317-22

265 Rajakumar K,Fernstrom JD,Janosky JE, Greenspan SL.Vitamin Dinsufficiency in preadolescent African-American children.Clin Pediatr (Phila). 2005; 44:683-92.

266 Marwaha RK, Tandon N, Garg MK, Kanwar R, Narang A, Sastry A, Saberwal A,Bandra K. Vitamin D status in healthy Indians aged 50 years and above. J Assoc Physicians India. 2011;59:706-709

267 Farrerons j, Gonzalez –Sastre. Vitamina D (II): implicaciones clínico-terapeuticas. Med clin (Barc) 1985;84:700-711

268 Gesensway D. Vitamin D and sunhine. Ann Int Med 2000;133:319-320

269 Dongre AR, Deshmukh PR, Garg BS. Community-led initiative for control of anemia among children 6 to 35 months of age and unmarried adolescent girls in rural Wardha, India. Food Nutr Bull. 2011;32:315-323.

270 Ferrer B, Vitoria I, Dalmau J. La alimentación del niño inmigrante. Riesgos y carencias nutricionales. Acta Pediatr Esp. 2012;70:147-154

271 Kounnavong S, Sunahara T, Mascie-Taylor CG, Hashizume M, Okumura J, Moji K,Boupha B, Yamamoto T. Effect of daily versus weekly home fortification with multiple micronutrient powder on haemoglobin concentration of young children in a rural area, Lao People's Democratic Republic: a randomised trial. Nutr J. 2011;10:129.

272 Miller LC, Hendrie N. Heatlh of children adopted from China. Pediatrics. 2000; 105: 76-88.

273 Wright CM. Identification and management of failure to thrive: a community perspective. Arch Dis Child 2000; 82: 5–9.

274 Alonso Franch M, Redondo Del Río MP, Suárez Cortina L; En Nombre del Comité de Nutrición de la Asociación Española de Pediatría. [Nutrition and bone health in children]. An Pediatr (Barc). 2010;80.e1-11

275 Kreiter SR, Schwartz RP, Kirkman HN Jr, Charlton PA, Calikoglu AS, Davenport ML. Nutritional rickets in African American breast-fed infants. J Pediatr. 2000;137:153-157

276 Álvarez G, Sánchez C, Crespo M. Aspectos nutricionales y del aparato digestivo de los niños inmigrantes. Acta Pediatr Esp. 2008;66:330-336

9 ANEXOS

Encuesta de Garabedian

EVALUACION del APORTE de VITAMINA D (I)

1. *PESCADOS FRESCOS o CONGELADOS:* — *RESULTADOS*
sardina, salmón, arenque, trucha
No ☐ (anotar 0) 1-2/mes ☐ (anotar 2) 1/semana ☐ (anotar 6) 2 ó mas/semana ☐ (anotar 12) ☐

angula, fletan, ostras (docena), bacalao, atún
No ☐ (anotar 0) 1-2/mes ☐ (anotar 1) 1/semana ☐ (anotar 2) 2 ó mas/semana ☐ (anotar 4) ☐

2. *PESCADOS AHUMADOS o MARINADOS:*
salmón
No ☐ (anotar 0) 1-2/mes ☐ (anotar 2) 1/semana ☐ (anotar 4) 2 ó mas/semana ☐ (anotar 8) ☐

arenque, bacalao, trucha
No ☐ (anotar 0) 1-2/mes ☐ (anotar 1) 1/semana ☐ (anotar 2) 2 ó mas/semana ☐ (anotar 4) ☐

3. *PESCADOS EN CONSERVA:*
sardina, arenque
No ☐ (anotar 0) 1/semana ☐ (anotar 2) 2/semana ☐ (anotar 4) 3 ó mas/semana ☐ (anotar 8) ☐

atún, bacalao, anchoa
No ☐ (anotar 0) 1/semana ☐ (anotar 2) 2/semana ☐ (anotar 4) 3 ó mas/semana ☐ (anotar 8) ☐

EVALUACION del APORTE de VITAMINA D (II)

4. *HUEVOS (nº consumido)* — *RESULTADOS*
<2/semana ☐ (anotar 0) 2-5/semana ☐ (anotar 2) 6-10/semana ☐ (anotar 5) >10/semana ☐ (anotar 7) ☐

5. *ALIMENTOS QUE CONTIENEN HUEVO*
sandwiches, pastelería, briox..
<2/semana ☐ (anotar 0) 2-5/semana ☐ (anotar 1) 6-10/semana ☐ (anotar 2) >10/semana ☐ (anotar 3) ☐

6. *CHARCUTERIA, DESPOJOS-VÍSCERAS*
hígado, patés, jamón ahumado, tocino, salchichas, carne de cerdo
No ☐ (anotar 0) 1-3/semana ☐ (anotar 0,5) 4-6/semana ☐ (anotar 1) > 6/semana ☐ (anotar 1,5) ☐

7. *CHAMPIÑONES*
No ☐ (anotar 0) 1/mes ☐ (anotar 1) 1/semana ☐ (anotar 3) ☐

Valor máximo: 51,5 puntos
Bajo < 5,6 (<80 UI/día), Medio: 5,6-14; Alto > 14 (>200 UI/día)

TOTAL:

BALANCE APORTE DE VITAMINA D: 1 punto = 100 UI vit D/semana

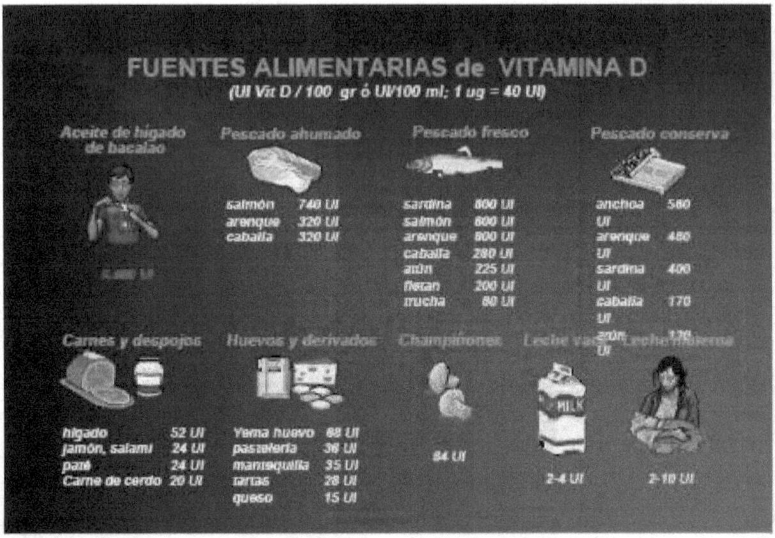
FUENTES ALIMENTARIAS de VITAMINA D
(UI Vit D / 100 gr ó UI/100 ml; 1 ug = 40 UI)
Aceite de hígado de bacalao
Pescado ahumado
Pescado fresco
Pescado conserva
salmón 740 UI
arenque 320 UI
caballa 320 UI
sardina 800 UI
salmón 800 UI
arenque 800 UI
caballa 280 UI
atún 225 UI
fletan 200 UI
trucha 80 UI
anchoa 580 UI
arenque 480 UI
sardina 400 UI
caballa 170 UI
Carnes y despojos
Huevos y derivados
Champiñones
hígado 52 UI
jamón, salami 24 UI
paté 24 UI
Carne de cerdo 20 UI
Yema huevo 88 UI
pastelería 36 UI
mantequilla 35 UI
tartas 28 UI
queso 15 UI
84 UI
2-4 UI
2-10 UI

EVALUACION del APORTE de CALCIO (I)

RESULTADOS

1. ***LECHE (diversas presentaciones)***
   No ☐ **nº vasos semana (1 vaso: 300 cc)** ☐
   (anotar 0) *(anotar nº vasos x 3))* ☐ ☐

2. ***AGUAS MINERALES (alto contenido cálcico, con gas) (Insalus,font sol, san bernardino, Vittel source hepar,)***
   No ☐ **nº vasos semana (1 vaso: 100 cc)** ☐
   (anotar 0) *(anotar nº vasos x 0,5)* ☐ ☐

3. ***YOGOURT, CREMAS, HELADOS (2 bolas), FLAN (125 cc)***
   No ☐ **1/semana** ☐ **2-5/semana** ☐ **6 ó mas/semana** ☐ ☐
   (anotar 0) *(anotar 1)* *(anotar 5)* *(anotar 9)*

4. ***PETITS SUISSES (30 gramos)***
   No ☐ **1/semana** ☐ **2-5/semana** ☐ **6 ó mas/semana** ☐ ☐
   (anotar 0) *(anotar 0,5)* *(anotar 2)* *(anotar 4)*

5. ***HUEVOS, CARNES, PESCADOS (1 porción = 100 g)***
   menos 3 veces semana ☐ **3-7/semana** ☐ **8 ó mas/semana** ☐
   (anotar 0) *(anotar 0,5)* *(anotar 1)*

6. ***CHOCOLATE CON LECHE ó BLANCO (1 tableta= 100 g)***
   No ☐ **1-2 tableta/sem** ☐ **2-4 tableta/sem** ☐ **mas 4/sem** ☐
   (anotar 0) *(anotar 3)* *(anotar 6)* *(anotar 9)*

EVALUACION del APORTE de CALCIO (II)

RESULTADOS

6. ***QUESO TIERNO tipo Burgos (100 g)***
   No ☐ **1/semana** ☐ **2-5/semana** ☐ **6 ó mas/semana** ☐ ☐
   (anotar 0) *(anotar 1)* *(anotar 3)* *(anotar 6)*

7. ***QUESO tipo CAMEMBERT ó QUESO Fundido (Quesitos, Philadelphia) (1 porción = 30 g)***
   No ☐ **1/semana** ☐ **2-5/semana** ☐ **6 ó mas/semana** ☐ ☐
   (anotar 0) *(anotar 1)* *(anotar 4)* *(anotar 7)*

8. ***QUESO SECO tipo MANCHEGO o Gruyère (1 porción = 30 g)***
   No ☐ **1/semana** ☐ **2/semana** ☐ **6 ó mas/semana** ☐ ☐
   (anotar 0) *(anotar 2)* *(anotar 8)* *(anotar 15)*

9. ***PATATAS FRITAS, LEGUMBRES (1 porción = 200 g)***
   No ☐ **(-) 3 veces/semana** ☐ **3-7/semana** ☐ **8 ó mas/semana** ☐
   (anotar 0) *(anotar 2)* *(anotar 4)* *(anotar 8)*

10. ***PAN (1 porción = 100 gramos); FRUTAS (150 g)***
    (-) 3 veces semana ☐ **3-7/semana** ☐ **8 ó mas/semana** ☐
    (anotar 0) *(anotar 1)* *(anotar 2)*

TOTAL: ☐

BALANCE APORTE DE CALCIO: 1 punto = 120 mg calcio/semana

Valor máximo: 60-120 puntos
Bajo < 24 (400 mg/día), Medio > 24 (400 mg/día), Alto > 75 (1200 mg/día)

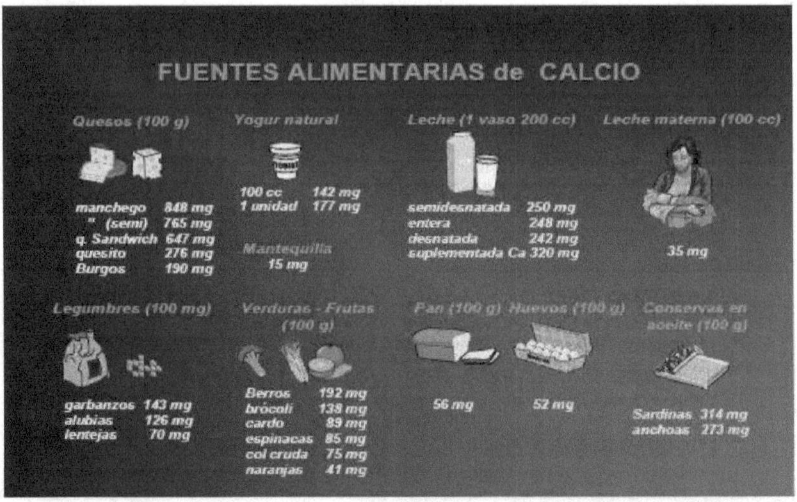
FUENTES ALIMENTARIAS de CALCIO
Quesos (100 g)
manchego 848 mg
" (semi) 765 mg
q. Sandwich 647 mg
quesito 276 mg
Burgos 190 mg
Yogur natural
100 cc 142 mg
1 unidad 177 mg
Mantequilla
15 mg
Leche (1 vaso 200 cc)
semidesnatada 250 mg
entera 248 mg
desnatada 242 mg
suplementada Ca 320 mg
Leche materna (100 cc)
35 mg
Legumbres (100 mg)
garbanzos 143 mg
alubias 126 mg
lentejas 70 mg
Verduras - Frutas (100 g)
Berros 192 mg
brócoli 138 mg
cardo 89 mg
espinacas 85 mg
col cruda 75 mg
naranjas 41 mg
Pan (100 g)
56 mg
Huevos (100 g)
52 mg
Conservas en aceite (100 g)
Sardinas 314 mg
anchoas 273 mg

EVALUACION de la EXPOSICIÓN a la RADIACION SOLAR

1. ***¿Se ha expuesto?***
   RESULTADOS

   Cabeza ☐ **cabeza, brazos, piernas** ☐ **cuerpo entero** ☐ ☐
   (anotar 0) *(anotar 1)* *(anotar 2)*

2. ***Durante la franja horaria de 12-16 horas***

   No ☐ **quizás** ☐ **Sí** ☐ ☐
   (anotar 0) *(anotar 1)* *(anotar 2)*

3. ***Tiempo total de exposición (1 de Junio a 30 de Septiembre) de:***

   1 semana o menos ☐ **más de una semana** ☐ ☐
   (anotar 0) *(anotar 2)*

4. ***Lugar de exposición***

   Ciudad ☐ **campo** ☐ **montaña - mar** ☐ ☐
   (anotar 1) *(anotar 2)* *(anotar 3)*

5. ***¿Se ha utilizado una crema solar con IP> 15?***

   Sí ☐ **no** ☐ ☐
   (anotar -1) *(anotar 0)*

Año previo (junio-Septiembre), jardinería, actividad deportiva-juegos al aire libre, vacaciones playa, montaña..)

Valor máximo: 9

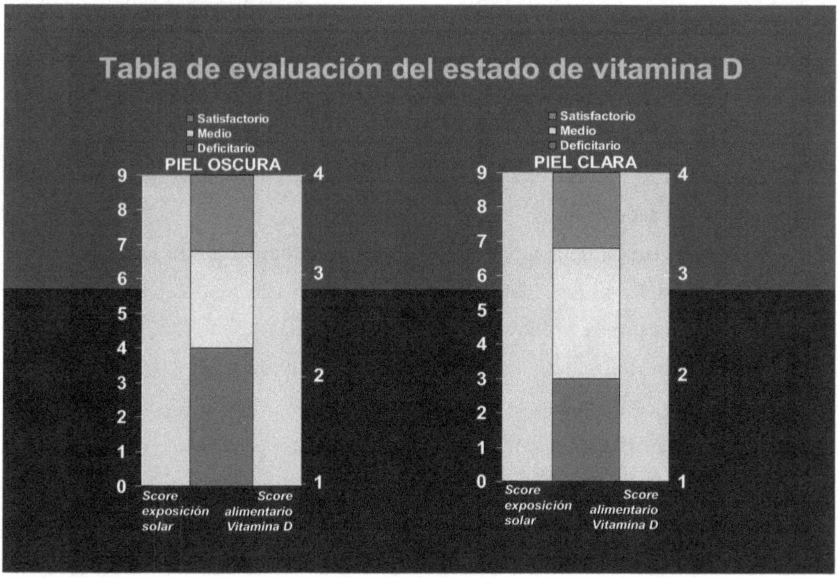

ESTUDIO DE INVESTIGACIÓN SOBRE DÉFICIT DE VITAMINA D Y VALORACIÓN DE LA NUTRICIÓN EN NUESTRA POBLACIÓN INFANTIL

HOJA INFORMATIVA PARA LOS PADRES DE LOS NIÑOS/AS

Estimados señores:

Les invitamos a participar en un estudio sobre el interés epidemiológico y sanitario de la valoración nutricional y de análisis de los factores de riesgo (suficiencia en vitamina D y genes implicados en la regulación, síntesis y actividad).

Objetivo del estudio

La desnutrición infantil y el raquitismo son un fenómeno que en nuestro medio nos preocupa y nos interesa el grado de prevalencia para tratar y erradicar esta problemática. El objetivo principal es analizar los resultados y valorar posibles actuaciones de médico – pediatras y enfermeras coordinadas con servicios sociales.

Participación voluntaria

La participación es absolutamente voluntaria libre de participar o no en el estudio sin que por este motivo se vea afectada la atención o la relación con los profesionales sanitarios de referencia.

Procedimiento del estudio

Si ustedes aceptan participar, han de saber que se utilizarán algunos datos sobre el estado de salud del paciente. Se les hará una entrevista/encuesta donde se recogerán datos personales y relacionados con la alimentación de su hijo.
Esta entrevista se realizará por su pediatra, en una consulta del CAP.
La historia clínica del niño/a puede ser revisada por personas dependientes de las Autoridades Sanitarias y/o miembros de comités éticos independientes.

Beneficios y riesgos esperados

Conocer si la intervención realizada reduce las posibilidades de que la malnutrición / desnutrición y raquitismo se puedan controlar y erradicar de nuestro entorno.

Si deciden participar, una vez finalizado el estudio pueden acceder a la información sobre los resultados.

Confidencialidad

Les garantizamos que sus datos serán tratados con absoluta confidencialidad siguiendo la Ley Orgánica que regula la confidencialidad de los datos (Ley Orgánica 15/1999 de 13 de Diciembre) y que se utilizarán exclusivamente para las finalidades de esta investigación.

Ustedes tienen derecho a solicitar en cualquier momento que se eliminen los registros de los datos personales.

En las listas de trabajo únicamente constará el número que se les ha asignado para el estudio.

En el informe final del estudio y en el momento de comunicarlo a la comunidad científica se mantendrá la confidencialidad y el anonimato.

Responsabilidad del estudio

El equipo investigador asume la responsabilidad del estudio. Si ustedes desean aclarar algún tema relacionado con el presente estudio no duden en ponerse en contacto con:

José Miguel Sánchez Muro Teléfono:
Médico-Pediatra

ABS – Salt

GIRONA

El equipo investigador les agradece sinceramente su inestimable participación.

-Investigador responsable de zona:

- ***Dr. José Miguel Sánchez Muro*** – Pediatra ABS Salt

CERTIFICADO DE CONSENTIMIENTO INFORMADO

ANÁLISIS DE FACTORES DE RIESGO PARA DESARROLLAR UN RAQUITISMO

Don/ña: .... con DNI nº ....

como responsable del niño/niña ....

una vez informado/da por el Dr/a ....

sobre el interés epidemiológico y sanitario del análisis de los factores de riesgo (suficiencia en vitamina D y genes implicados en la regulación de su síntesis y actividad), doy mi autorización para: extraer 4-10 ml de sangre a mi hijo/a para la realización de este estudio.
Los resultados obtenidos serán tratados de forma anónima y confidencial.

Salt, .../......../..........

Firma del responsable legal   Firma del testimonio   Firma del médico

DNI   DNI

Kolibri 360 GmbH
Ferdinand-Jühlke-Straße 7
99095 Erfurt, Deutschland
produktsicherheit@kolibri360.de

Druck:
CPI Druckdienstleistungen GmbH
im Auftrag der
Kolibri 360 GmbH
Ferdinand-Jühlke-Str. 7
99095 Erfurt